DIABETES KOCHBUCH FÜR ANFÄNGER

IHR TÄGLICHER BEGLEITER FÜR STRESSFREIE UND GESUNDE DIABETES-KÜCHE, MIT EINFACHEN SCHRITTEN ZU KÖSTLICHEN UND NÄHRSTOFFREICHEN MAHLZEITEN

Mette Feld

ZUGANG ZU IHREM BONUS

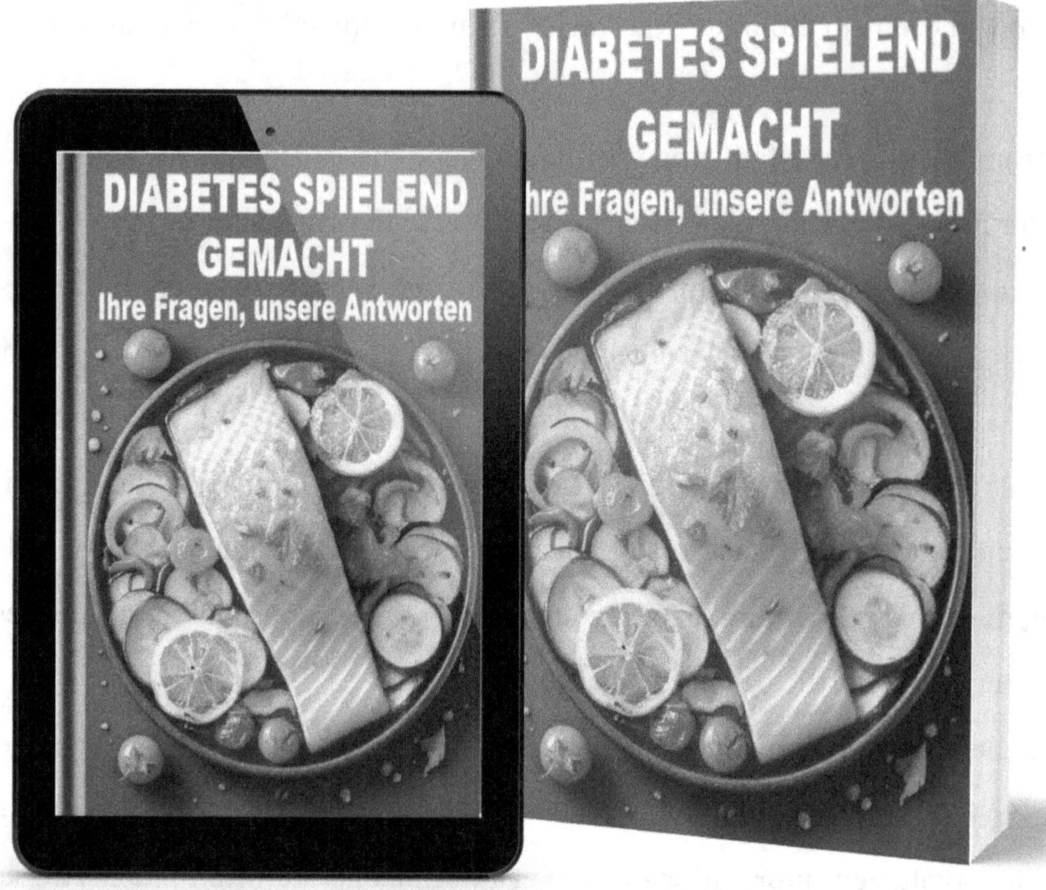

BIS ZUM ENDE SCROLLEN UND QR-CODE SCANNEN

Inhaltsverzeichnis

Kapitel 1: Diabetes verstehen

Diabetes ist eine der häufigsten chronischen Erkrankungen weltweit und betrifft Millionen von Menschen. Trotz seiner weitverbreiteten Präsenz gibt es viele Missverständnisse und Unklarheiten über diese Krankheit. Ein tiefes Verständnis von Diabetes, einschließlich seiner Ursachen, Symptome und Behandlungsmöglichkeiten, ist entscheidend für eine effektive Kontrolle und ein gesundes Leben. In diesem Kapitel wird erläutert, was Diabetes wirklich ist und wie eine ausgewogene Ernährung helfen kann, die Krankheit zu managen und die Lebensqualität zu verbessern.

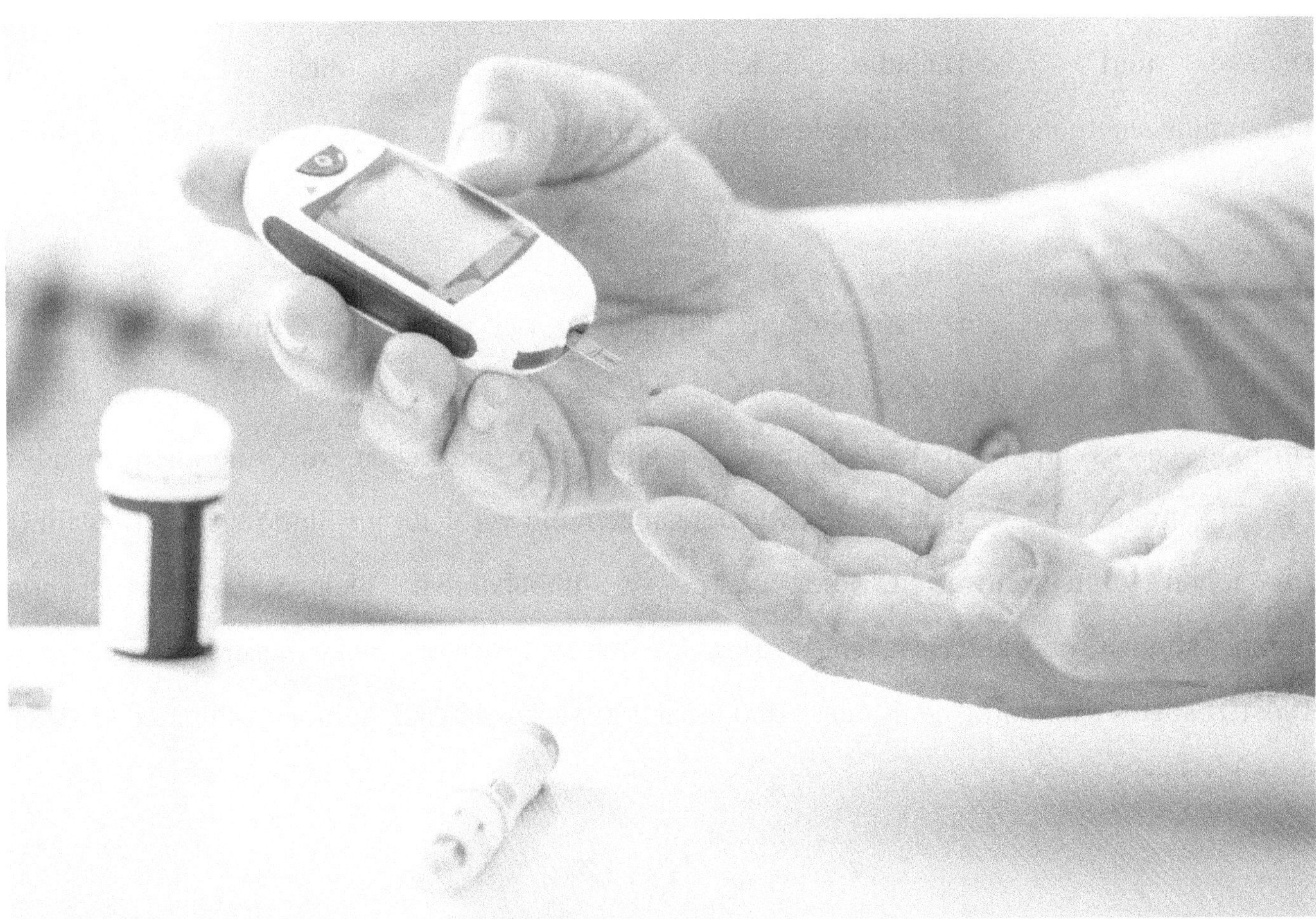

Die Grundlagen von Diabetes

Diabetes, eine chronische Erkrankung, die Millionen von Menschen weltweit betrifft, ist eine Stoffwechselstörung, die den Umgang des Körpers mit Glukose beeinflusst. Glukose, oft einfach als Zucker bezeichnet, ist eine wichtige Energiequelle für die Zellen des Körpers. Bei Diabetes jedoch kann der Körper diese Energiequelle nicht effizient nutzen, was zu einer Anhäufung von Glukose im Blut führt. Um ein tieferes Verständnis dieser komplexen Krankheit zu erlangen, müssen wir ihre verschiedenen Typen, Ursachen und die grundlegenden Mechanismen beleuchten.

Diabetes mellitus, oft einfach als Diabetes bekannt, ist in zwei Haupttypen unterteilt: Typ-1-Diabetes und Typ-2-Diabetes. Jeder Typ hat unterschiedliche Ursachen und Behandlungsmethoden, obwohl beide durch chronisch hohe Blutzuckerspiegel gekennzeichnet sind.

Typ-1-Diabetes ist eine Autoimmunerkrankung, bei der das Immunsystem die insulinproduzierenden Betazellen in der Bauchspeicheldrüse angreift und zerstört. Insulin ist ein Hormon, das essentiell für die Aufnahme von Glukose in die Zellen ist. Ohne ausreichendes Insulin kann die Glukose nicht in die Zellen gelangen und verbleibt im Blutkreislauf. Dies führt zu hohen Blutzuckerwerten, die, wenn sie unbehandelt bleiben, schwerwiegende Komplikationen wie Nierenschäden, Herzkrankheiten und Nervenschäden verursachen können. Typ-1-Diabetes tritt häufig bei Kindern und jungen Erwachsenen auf, kann jedoch in jedem Alter diagnostiziert werden.

Im Gegensatz dazu ist Typ-2-Diabetes häufig das Ergebnis einer Insulinresistenz, bei der die Zellen des Körpers nicht mehr richtig auf Insulin reagieren. Dies führt dazu, dass die Bauchspeicheldrüse mehr Insulin produziert, um den erhöhten Bedarf zu decken. Im Laufe der Zeit kann die Bauchspeicheldrüse nicht mehr genug Insulin produzieren, um den Blutzuckerspiegel zu regulieren. Typ-2-Diabetes ist stark mit Lebensstilfaktoren wie Übergewicht, Bewegungsmangel und ungesunder Ernährung verbunden. Obwohl genetische Faktoren eine Rolle spielen, sind Prävention und Management durch Lebensstiländerungen oft möglich.

Ein dritter, weniger bekannter Typ ist der Gestationsdiabetes, der während der Schwangerschaft auftritt. Dieser Typ kann sowohl für die Mutter als auch für das Kind zu Komplikationen führen, verschwindet jedoch oft nach der Geburt.

Die Ursachen von Diabetes sind vielfältig und umfassen genetische und Umweltfaktoren. Bei Typ-1-Diabetes spielen genetische Veranlagungen und Autoimmunreaktionen eine zentrale Rolle. Forscher vermuten, dass Virusinfektionen das Immunsystem aus dem Gleichgewicht bringen und zu einem Angriff auf die Betazellen führen können. Bei Typ-2-Diabetes sind die Risikofaktoren vielfältiger. Genetische Prädispositionen können die Wahrscheinlichkeit erhöhen, aber auch der Lebensstil hat einen erheblichen Einfluss. Eine kalorienreiche Ernährung, die reich an gesättigten Fetten und Zucker ist, kann zur Entwicklung von Insulinresistenz beitragen. Ebenso können Bewegungsmangel und Übergewicht die Insulinempfindlichkeit der Zellen verringern.

Ein weiteres zentrales Element im Verständnis von Diabetes ist das Verständnis der Symptome und deren Auswirkungen auf den Alltag der Betroffenen. Zu den häufigsten Symptomen gehören übermäßiger Durst, häufiges Wasserlassen, unerklärlicher Gewichtsverlust, extreme Müdigkeit und verschwommenes Sehen. Diese Symptome resultieren aus dem hohen Blutzuckerspiegel und dem Unvermögen des Körpers, Glukose effektiv zu nutzen.

Der Durst und das häufige Wasserlassen sind direkte Folgen der Hyperglykämie, da der Körper versucht, überschüssigen Zucker über den Urin auszuscheiden. Dies führt zu einer erhöhten Flüssigkeitsaufnahme, um den Flüssigkeitsverlust auszugleichen. Der unerklärliche Gewichtsverlust tritt häufig bei Typ-1-Diabetes auf, da der Körper beginnt, Fett und Muskelgewebe abzubauen, um Energie zu gewinnen, die aufgrund des Insulinmangels nicht aus der Glukose gezogen werden kann.

Langfristig kann unkontrollierter Diabetes zu schwerwiegenden gesundheitlichen Komplikationen führen. Chronisch hohe Blutzuckerspiegel können die Blutgefäße und Nerven im ganzen Körper schädigen, was zu Problemen wie Neuropathie, Retinopathie, Nierenschäden und Herz-Kreislauf-Erkrankungen führen kann. Diese Komplikationen können die Lebensqualität erheblich beeinträchtigen und sind ein starkes Argument für die Notwendigkeit einer frühzeitigen Diagnose und eines effektiven Managements der Krankheit.

Ein weiterer wichtiger Aspekt im Verständnis von Diabetes ist das Konzept der glykämischen Kontrolle. Dies bezieht sich auf die Fähigkeit, den Blutzuckerspiegel innerhalb eines bestimmten Bereichs zu halten, um Komplikationen zu vermeiden. Dies erfordert eine sorgfältige Überwachung der Blutzuckerwerte, eine angepasste Ernährung, regelmäßige körperliche Aktivität und gegebenenfalls die Einnahme von Medikamenten oder Insulin.

Die Diagnose von Diabetes erfolgt in der Regel durch Bluttests, die den Blutzuckerspiegel messen. Der häufigste Test ist der Nüchternblutzuckertest, bei dem der Blutzuckerspiegel nach einer Fastenperiode gemessen wird. Ein weiterer Test ist der orale Glukosetoleranztest, bei dem der Blutzuckerspiegel nach dem Trinken einer zuckerhaltigen Lösung gemessen wird. Ein dritter wichtiger Test ist der HbA1c-Test, der den durchschnittlichen Blutzuckerspiegel über die letzten zwei bis drei Monate widerspiegelt und einen Überblick über die langfristige Blutzuckerkontrolle bietet.

Zusammenfassend lässt sich sagen, dass das Verständnis der Grundlagen von Diabetes entscheidend ist, um die Krankheit effektiv zu managen und die Lebensqualität der Betroffenen zu verbessern. Durch ein tiefes Verständnis der verschiedenen Typen von Diabetes, ihrer Ursachen, Symptome und der damit verbundenen gesundheitlichen Risiken können Betroffene und ihre Familien besser auf die Herausforderungen vorbereitet werden, die mit dieser chronischen Erkrankung einhergehen.

Die Rolle der Ernährung bei der Kontrolle von Diabetes

Die Rolle der Ernährung bei der Kontrolle von Diabetes kann nicht genug betont werden. Eine ausgewogene und gut geplante Ernährung ist ein Eckpfeiler im Management dieser chronischen Erkrankung und spielt eine entscheidende Rolle dabei, den Blutzuckerspiegel stabil zu halten und Komplikationen zu vermeiden. Doch was bedeutet es konkret, sich „diabetikerfreundlich" zu ernähren? Welche Lebensmittel sind vorteilhaft und welche sollten gemieden werden? Und wie wirkt sich die Ernährung auf den allgemeinen Gesundheitszustand von Diabetikern aus?

Zunächst einmal ist es wichtig zu verstehen, dass es keine „Einheitsdiät" für Diabetiker gibt. Jeder Mensch reagiert unterschiedlich auf bestimmte Lebensmittel, und daher muss die Ernährung individuell angepasst werden. Dennoch gibt es allgemeine Prinzipien, die für die meisten Menschen mit Diabetes von Vorteil sein können. Diese Prinzipien konzentrieren sich auf die Kontrolle der Aufnahme von Kohlenhydraten, die Wahl von gesunden Fetten, den Verzehr von ballaststoffreichen Lebensmitteln und die Berücksichtigung des glykämischen Index.

Kohlenhydrate sind der Hauptnährstoff, der den Blutzuckerspiegel beeinflusst. Nach dem Verzehr von Kohlenhydraten werden diese im Körper in Glukose umgewandelt, was zu einem Anstieg des Blutzuckerspiegels führt. Daher ist es für Diabetiker wichtig, die Menge und Art der Kohlenhydrate, die sie konsumieren, sorgfältig zu überwachen. Komplexe Kohlenhydrate, die in Vollkornprodukten, Hülsenfrüchten und Gemüse vorkommen, werden langsamer verdaut und führen zu einem allmählicheren Anstieg des Blutzuckerspiegels. Im Gegensatz dazu führen einfache Kohlenhydrate, die in zuckerhaltigen Getränken und Süßigkeiten enthalten sind, zu schnellen Blutzuckerspitzen und sollten daher vermieden oder nur in sehr geringen Mengen konsumiert werden.

Ein weiterer wichtiger Aspekt der Ernährung bei Diabetes ist die Aufnahme von Ballaststoffen. Ballaststoffe sind unverdauliche Bestandteile pflanzlicher Lebensmittel, die zahlreiche gesundheitliche Vorteile bieten. Sie helfen, den Blutzuckerspiegel zu stabilisieren, indem sie die Verdauung und Aufnahme von Kohlenhydraten verlangsamen. Darüber hinaus fördern Ballaststoffe ein längeres Sättigungsgefühl, was bei der Gewichtskontrolle hilfreich sein kann, und unterstützen eine gesunde Darmflora. Lebensmittel wie Vollkornprodukte, Gemüse, Obst und Hülsenfrüchte sind reich an Ballaststoffen und sollten regelmäßig in den Speiseplan integriert werden.

Der glykämische Index (GI) ist ein weiterer wichtiger Faktor bei der Planung der Ernährung für Diabetiker. Der GI gibt an, wie schnell ein Lebensmittel den Blutzuckerspiegel ansteigen lässt. Lebensmittel mit einem hohen GI, wie Weißbrot und zuckerhaltige Snacks, verursachen schnelle Blutzuckerspitzen, während Lebensmittel mit einem niedrigen GI, wie Haferflocken und bestimmte Obstsorten, zu einem langsameren und gleichmäßigeren Anstieg führen. Indem man Lebensmittel mit einem niedrigen GI bevorzugt, kann man dazu beitragen, den Blutzuckerspiegel stabil zu halten und das Risiko von Blutzuckerschwankungen zu verringern.

Fette spielen ebenfalls eine wichtige Rolle in der Ernährung bei Diabetes. Gesunde Fette, wie sie in Nüssen, Samen, Avocados und fettem Fisch vorkommen, können helfen, den Blutzuckerspiegel zu kontrollieren und das Herz-Kreislauf-System zu schützen. Transfette und gesättigte Fette, die in frittierten Lebensmitteln und industriell verarbeiteten Produkten vorkommen, sollten hingegen gemieden werden, da sie das Risiko von Herzkrankheiten erhöhen können, ein häufiges Problem bei Diabetikern.

Neben der Wahl der richtigen Lebensmittel ist auch die Art und Weise, wie diese Lebensmittel zubereitet werden, von Bedeutung. Frittierte Lebensmittel sind oft reich an ungesunden Fetten und Kalorien, während gedämpfte, gebackene oder gegrillte Speisen gesünder sind und den Nährstoffgehalt der Lebensmittel besser bewahren. Kräuter und Gewürze können verwendet werden, um den Geschmack von Speisen zu verbessern, ohne den Blutzuckerspiegel negativ zu beeinflussen.

Ein weiterer wichtiger Aspekt ist die Regelmäßigkeit der Mahlzeiten. Anstatt große Mahlzeiten zu sich zu nehmen, die den Blutzuckerspiegel stark schwanken lassen, ist es für Diabetiker oft besser, mehrere kleinere Mahlzeiten über den Tag verteilt zu essen. Dies hilft, den Blutzuckerspiegel konstant zu halten und Heißhungerattacken zu vermeiden.

Es ist auch wichtig, die Rolle der Flüssigkeitszufuhr zu berücksichtigen. Wasser ist die beste Wahl für Diabetiker, da es den Blutzuckerspiegel nicht beeinflusst. Zuckerhaltige Getränke sollten gemieden werden, da sie zu schnellen Anstiegen des Blutzuckers führen. Auch Alkohol sollte nur in Maßen und immer in Kombination mit Nahrung konsumiert werden, da er den Blutzuckerspiegel beeinflussen kann.

Abschließend lässt sich sagen, dass eine gut geplante und ausgewogene Ernährung ein mächtiges Werkzeug zur Kontrolle von Diabetes ist. Sie erfordert zwar eine gewisse Planung und Disziplin, bietet jedoch enorme gesundheitliche Vorteile und kann dazu beitragen, das Risiko von Komplikationen erheblich zu reduzieren. Die Kenntnis darüber, welche Lebensmittel und Zubereitungsmethoden am besten geeignet sind, ermöglicht es Diabetikern, eine abwechslungsreiche und genussvolle Ernährung zu genießen, ohne ihre Gesundheit zu gefährden.

Ein fundiertes Wissen über Diabetes und die zentrale Rolle der Ernährung in seiner Kontrolle kann den Unterschied in der Lebensqualität von Betroffenen ausmachen. Es ist wichtig zu verstehen, dass Diabetes nicht nur eine Frage der Blutzuckerkontrolle ist, sondern eine umfassende Lebensweise erfordert, die gesunde Ernährungsgewohnheiten, regelmäßige Bewegung und eine kontinuierliche Überwachung umfasst. Die richtige Auswahl und Zubereitung von Lebensmitteln kann dazu beitragen, Blutzuckerschwankungen zu minimieren und das Risiko von Komplikationen zu reduzieren. Letztlich geht es darum, informierte Entscheidungen zu treffen und eine Lebensweise zu fördern, die nicht nur das Management der Krankheit erleichtert, sondern auch das allgemeine Wohlbefinden und die Lebensfreude steigert. Dieses Kapitel bietet den Grundstein für ein tieferes Verständnis und einen praktischen Ansatz, um Diabetes erfolgreich zu bewältigen.

Kapitel 2: Grundlagen der Ernährung von Diabetikern

Eine ausgewogene Ernährung ist das Herzstück eines erfolgreichen Diabetes-Managements. Die richtige Auswahl und Kombination von Lebensmitteln kann entscheidend dazu beitragen, den Blutzuckerspiegel zu stabilisieren und langfristige gesundheitliche Komplikationen zu vermeiden. Dabei spielen sowohl die Wahl der richtigen Nährstoffe als auch die strategische Planung von Mahlzeiten eine wesentliche Rolle. Dieser Abschnitt beleuchtet die Grundlagen der Ernährung für Diabetiker und bietet praktische Anleitungen, wie man nahrhafte, schmackhafte und blutzuckerfreundliche Mahlzeiten plant.

Was man essen kann

Die Ernährung spielt eine entscheidende Rolle im Leben von Menschen mit Diabetes. Die richtige Auswahl von Lebensmitteln kann dabei helfen, den Blutzuckerspiegel zu kontrollieren, die Energielevel stabil zu halten und langfristige Komplikationen zu vermeiden. Doch was genau sollte ein Diabetiker essen? Welche Lebensmittel sind förderlich, und welche sollten besser gemieden werden? Ein tiefgehendes Verständnis dieser Fragen ist essenziell für eine erfolgreiche Diabetes-Management-Strategie.

Zuallererst ist es wichtig, eine Vielzahl von nährstoffreichen Lebensmitteln in den Speiseplan zu integrieren. Gemüse, Obst, Vollkornprodukte, mageres Eiweiß und gesunde Fette bilden das Fundament einer ausgewogenen Ernährung, die sowohl schmackhaft als auch gesundheitlich vorteilhaft ist. Gemüse ist besonders wertvoll, da es reich an Vitaminen, Mineralstoffen und Ballaststoffen ist, aber wenig Kalorien und Kohlenhydrate enthält. Blattgemüse wie Spinat und Grünkohl, Kreuzblütler wie Brokkoli und Blumenkohl sowie farbenfrohes Gemüse wie Paprika und Karotten sollten regelmäßig auf dem Teller landen.

Obst ist ebenfalls ein wichtiger Bestandteil der Ernährung, obwohl es oft Bedenken hinsichtlich des Zuckergehalts gibt. Während Obst natürlicherweise Zucker enthält, bringt es auch Ballaststoffe, Vitamine und Antioxidantien mit, die für die Gesundheit unerlässlich sind. Beeren, Äpfel, Birnen und Zitrusfrüchte sind gute Optionen, da sie einen moderaten glykämischen Index aufweisen und langsam den Blutzuckerspiegel erhöhen. Es ist jedoch ratsam, den Verzehr von Obst in Maßen zu halten und auf Säfte zu verzichten, da diese häufig konzentrierten Zucker enthalten und die Ballaststoffe fehlen.

Vollkornprodukte sind eine hervorragende Quelle für komplexe Kohlenhydrate und Ballaststoffe, die dabei helfen, den Blutzuckerspiegel zu stabilisieren. Haferflocken, Quinoa, brauner Reis und Vollkornbrot sind Beispiele für gesunde Getreidesorten, die den Körper mit nachhaltiger Energie versorgen. Diese Lebensmittel haben im Vergleich zu raffinierten Getreideprodukten einen niedrigeren glykämischen Index und tragen zur langfristigen Sättigung bei.

Proteine sind ein weiterer wichtiger Bestandteil der diabetikerfreundlichen Ernährung. Sie unterstützen den Muskelaufbau, fördern die Gewebereparatur und tragen zur Sättigung bei, ohne den Blutzuckerspiegel zu beeinflussen. Mageres Fleisch wie Hühnchen und Pute, Fisch, Eier, sowie pflanzliche Proteinquellen wie Bohnen, Linsen, Tofu und Nüsse sind ausgezeichnete Optionen. Besonders Fisch, reich an Omega-3-Fettsäuren, bietet zusätzliche Herzgesundheitsvorteile, was besonders für Diabetiker von Bedeutung ist, da sie ein erhöhtes Risiko für Herz-Kreislauf-Erkrankungen haben.

Gesunde Fette spielen ebenfalls eine entscheidende Rolle in der Ernährung von Diabetikern. Einfach ungesättigte Fette, wie sie in Olivenöl, Avocados und Nüssen vorkommen, sowie mehrfach ungesättigte Fette, die in Fisch und Leinsamen enthalten sind, können helfen, den Blutzuckerspiegel zu kontrollieren und das Herz zu schützen. Diese Fette sollten in Maßen genossen werden, da sie kalorienreich sind, aber sie sind eine gesunde Alternative zu gesättigten und Transfetten, die das Risiko für Herzkrankheiten erhöhen können.

Neben der Wahl der richtigen Lebensmittel ist auch die Zubereitung entscheidend. Frittierte Speisen und solche, die reich an gesättigten Fetten und Zucker sind, sollten vermieden werden. Stattdessen sind Methoden wie Grillen, Backen, Dünsten und Dämpfen zu bevorzugen, da sie die Nährstoffe der Lebensmittel besser erhalten und die Zugabe ungesunder Fette vermeiden. Das Würzen mit Kräutern und Gewürzen anstelle von Salz kann ebenfalls dazu beitragen, den Blutzuckerspiegel stabil zu halten und gleichzeitig den Geschmack zu verbessern.

Eine häufig gestellte Frage ist, wie oft und in welchen Mengen Diabetiker essen sollten. Regelmäßige Mahlzeiten und Snacks, die über den Tag verteilt sind, helfen dabei, den Blutzuckerspiegel stabil zu halten und Heißhungerattacken zu vermeiden. Kleine, häufige Mahlzeiten können auch dazu beitragen, das Energieniveau konstant zu halten und Überessen zu verhindern. Es ist hilfreich, Portionsgrößen zu kontrollieren und auf das Hungergefühl zu hören, um ein gesundes Gleichgewicht zu finden.

Es gibt auch bestimmte Lebensmittel und Getränke, die Diabetiker möglichst meiden sollten. Zuckerhaltige Getränke wie Limonaden und gesüßte Tees enthalten große Mengen an schnell verdaulichen Kohlenhydraten, die den Blutzuckerspiegel rasch ansteigen lassen. Auch stark verarbeitete Lebensmittel wie weiße Brote, Kekse und Snacks sind oft reich an ungesunden Fetten, Salz und Zucker. Alkohol sollte in Maßen konsumiert werden, da er den Blutzuckerspiegel beeinflussen und die Wirkung von Diabetes-Medikamenten verändern kann. Es ist wichtig, alkoholische Getränke immer mit Nahrung zu konsumieren, um das Risiko einer Hypoglykämie zu verringern.

Ein weiteres wesentliches Element der Ernährung für Diabetiker ist die Flüssigkeitszufuhr. Wasser ist die beste Wahl, da es den Blutzuckerspiegel nicht beeinflusst und hilft, den Körper hydratisiert zu halten. Ungesüßte Tees und Kaffee in Maßen sind ebenfalls akzeptabel. Es ist ratsam, den Konsum von Fruchtsäften und zuckerhaltigen Getränken zu begrenzen, da diese den Blutzuckerspiegel erheblich erhöhen können.

Zusammengefasst ist eine ausgewogene und gut durchdachte Ernährung der Schlüssel zur effektiven Kontrolle von Diabetes. Durch die bewusste Auswahl nährstoffreicher Lebensmittel, die Vermeidung ungesunder Optionen und die Beachtung der Portionsgrößen können Diabetiker ihren Blutzuckerspiegel stabil halten und ihre allgemeine Gesundheit verbessern. Die Integration gesunder Essgewohnheiten in den Alltag mag anfangs eine Herausforderung darstellen, doch die langfristigen Vorteile sind erheblich. Es ist ein kontinuierlicher Lernprozess, der Geduld und Engagement erfordert, aber die Belohnung ist ein gesünderes, ausgeglicheneres Leben.

Wie man Mahlzeiten plant

Die Planung von Mahlzeiten ist ein essenzieller Bestandteil eines erfolgreichen Diabetes-Managements. Eine gut durchdachte Mahlzeitenplanung hilft dabei, den Blutzuckerspiegel zu stabilisieren, Heißhungerattacken zu vermeiden und eine ausgewogene Ernährung zu gewährleisten. Doch wie genau geht man vor, um Mahlzeiten zu planen, die sowohl nährstoffreich als auch schmackhaft sind? In diesem Abschnitt werden wir die grundlegenden Prinzipien der Mahlzeitenplanung für Diabetiker erörtern und praktische Tipps geben, wie man dies im Alltag umsetzen kann.

Der erste Schritt bei der Planung von Mahlzeiten ist das Verständnis der eigenen Ernährungsbedürfnisse und Ziele. Jeder Mensch ist unterschiedlich, und was für den einen funktioniert, muss nicht unbedingt für den anderen ideal sein. Daher ist es wichtig, individuelle Ziele zu setzen, sei es die Kontrolle des Blutzuckerspiegels, Gewichtsmanagement oder die Verbesserung der allgemeinen Gesundheit. Ein Ernährungstagebuch kann hilfreich sein, um zu verfolgen, wie verschiedene Lebensmittel den Blutzuckerspiegel beeinflussen und welche Essgewohnheiten am besten funktionieren.

Ein zentraler Aspekt der Mahlzeitenplanung ist die Berücksichtigung des glykämischen Index (GI) von Lebensmitteln. Der GI gibt an, wie schnell ein Lebensmittel den Blutzuckerspiegel ansteigen lässt. Lebensmittel mit einem hohen GI, wie weißer Reis und zuckerhaltige Snacks, führen zu schnellen Blutzuckerspitzen, während Lebensmittel mit einem niedrigen GI, wie Vollkornprodukte und Hülsenfrüchte, den Blutzuckerspiegel langsamer und gleichmäßiger ansteigen lassen. Indem man bevorzugt Lebensmittel mit einem niedrigen GI in die Mahlzeiten integriert, kann man helfen, den Blutzuckerspiegel stabil zu halten.

Ein weiterer wichtiger Faktor ist die Balance zwischen Kohlenhydraten, Proteinen und Fetten. Kohlenhydrate haben den größten Einfluss auf den Blutzuckerspiegel, daher ist es wichtig, die Menge und Art der Kohlenhydrate, die man konsumiert, zu kontrollieren. Komplexe Kohlenhydrate, wie sie in Vollkornprodukten und Gemüse vorkommen, sind bevorzugt, da sie langsamer verdaut werden und den Blutzuckerspiegel nicht so schnell ansteigen lassen. Proteine und gesunde Fette tragen zur Sättigung bei und helfen, den Blutzuckerspiegel zu stabilisieren. Eine ausgewogene Mahlzeit sollte daher eine Kombination aus allen drei Makronährstoffen enthalten.

Portionskontrolle spielt ebenfalls eine entscheidende Rolle in der Mahlzeitenplanung. Große Portionen können zu übermäßigem Kalorien- und Kohlenhydratkonsum führen, was den Blutzuckerspiegel stark ansteigen lassen kann. Es ist hilfreich, die Portionsgrößen im Voraus zu planen und sich an die empfohlenen Mengen zu halten. Die Verwendung kleinerer Teller und Schüsseln kann dabei unterstützen, die Portionsgrößen im Blick zu behalten.

Ein weiterer hilfreicher Tipp ist das Vorausplanen und Vorbereiten von Mahlzeiten. Dies kann so einfach sein wie das Planen der Mahlzeiten für die kommende Woche und das Erstellen einer Einkaufsliste, die sicherstellt, dass alle benötigten Zutaten zur Hand sind. Meal Prepping, also das Vorbereiten von Mahlzeiten im Voraus, kann ebenfalls Zeit sparen und sicherstellen, dass man immer gesunde Optionen griffbereit hat. Das Zubereiten von großen Mengen gesunder Gerichte, die leicht aufgewärmt oder mitgenommen werden können, kann besonders hilfreich sein für beschäftigte Tage.

Die Integration von Snacks in den Tagesplan kann ebenfalls zur Stabilisierung des Blutzuckerspiegels beitragen. Gesunde Snacks zwischen den Mahlzeiten können verhindern, dass der Blutzuckerspiegel zu stark abfällt und helfen, den Hunger in Schach zu halten. Snacks sollten nährstoffreich sein und eine gute Balance aus Kohlenhydraten, Proteinen und Fetten bieten. Beispiele hierfür sind eine Handvoll Nüsse, ein Stück Obst mit etwas Käse oder Gemüsesticks mit Hummus.

Flüssigkeitszufuhr ist ein oft übersehener, aber wichtiger Teil der Mahlzeitenplanung. Ausreichendes Trinken ist essenziell für die Gesundheit und kann auch helfen, den Blutzuckerspiegel zu regulieren. Wasser sollte die Hauptquelle der Flüssigkeitszufuhr sein, aber auch ungesüßter Tee und Kaffee in Maßen sind akzeptabel. Zuckerhaltige Getränke sollten vermieden werden, da sie zu schnellen Blutzuckerspitzen führen können.

Es ist auch wichtig, flexibel und anpassungsfähig zu bleiben. Manchmal laufen die Dinge nicht wie geplant, und das ist in Ordnung. Das Ziel ist es, gesunde Essgewohnheiten zu entwickeln, die langfristig beibehalten werden können. Dies bedeutet, dass man in der Lage sein sollte, spontan gesunde Entscheidungen zu treffen, auch wenn man unterwegs oder in einem Restaurant ist. Das Erlernen der Fähigkeit, Lebensmittel schnell und effektiv zu beurteilen und auszuwählen, kann dabei helfen, auf dem richtigen Weg zu bleiben.

Abschließend lässt sich sagen, dass die Planung von Mahlzeiten für Diabetiker eine sorgfältige Überlegung und Vorbereitung erfordert, aber die Vorteile sind es wert. Durch das Verständnis der eigenen Ernährungsbedürfnisse, die Berücksichtigung des glykämischen Index, die Balance von Makronährstoffen und die Kontrolle der Portionsgrößen kann man den Blutzuckerspiegel effektiv managen und die allgemeine Gesundheit verbessern. Vorausplanen, vorbereiten und flexibel bleiben sind Schlüsselstrategien, um eine ausgewogene und nährstoffreiche Ernährung aufrechtzuerhalten. Mit der richtigen Planung und einem bewussten Ansatz kann das Management von Diabetes nicht nur machbar, sondern auch angenehm und erfüllend sein.

Die sorgfältige Planung und Umsetzung einer diabetikerfreundlichen Ernährung ist ein mächtiges Werkzeug zur Kontrolle des Blutzuckerspiegels und zur Förderung der allgemeinen Gesundheit. Durch die Auswahl von Lebensmitteln mit niedrigem glykämischen Index, die Balance zwischen Kohlenhydraten, Proteinen und Fetten sowie die Kontrolle der Portionsgrößen können Diabetiker ihre Ernährung effektiv managen. Das Vorausplanen und Vorbereiten von Mahlzeiten sowie die Integration gesunder Snacks und ausreichender Flüssigkeitszufuhr sind entscheidende Strategien, um eine konstante Blutzuckerkontrolle zu gewährleisten. Flexibilität und Anpassungsfähigkeit im täglichen Leben helfen dabei, auch in unvorhergesehenen Situationen gesunde Entscheidungen zu treffen. Letztlich trägt eine gut geplante und bewusste Ernährung nicht nur zur Kontrolle von Diabetes bei, sondern verbessert auch das allgemeine Wohlbefinden und die Lebensqualität.

Kapitel 3: Ideen für das Frühstück

Optionen für einen leichten und nahrhaften Start

1. Haferflocken mit Beeren und Mandeln

Zubereitungszeit: 5 Minuten | **Kochzeit:** 5 Minuten | **Portionen:** 2

Schwierigkeiten: Einfach

Zutaten:

- 100 g Haferflocken
- 300 ml Mandelmilch
- 100 g gemischte Beeren (z.B. Himbeeren, Heidelbeeren, Erdbeeren)
- 30 g Mandeln, gehackt
- 1 TL Honig (optional)

Zubereitung:

1. Die Haferflocken und Mandelmilch in einem Topf vermischen und bei mittlerer Hitze erwärmen.
2. Unter ständigem Rühren köcheln lassen, bis die Haferflocken die Milch absorbiert haben und eine cremige Konsistenz erreicht ist.
3. Die Haferflocken in Schalen füllen, die Beeren und gehackten Mandeln darüber streuen.
4. Mit Honig beträufeln, falls gewünscht.

Nährwerte (pro Portion): Kalorien 250 | Fett 10 g | Kohlenhydrate 35 g | Protein 8 g

2. Chia-Samen-Pudding mit Kokosmilch

Zubereitungszeit: 5 Minuten | **Kochzeit:** 0 Minuten | **Portionen:** 2

Schwierigkeiten: Einfach

Zutaten:

- 4 EL Chia-Samen
- 250 ml Kokosmilch
- 1 TL Vanilleextrakt
- 100 g frische Beeren
- 1 EL gehackte Nüsse (z.B. Mandeln, Walnüsse)

Zubereitung:

1. Chia-Samen und Kokosmilch in einer Schüssel gut vermischen.
2. Vanilleextrakt hinzufügen und nochmals gut rühren.
3. Den Pudding über Nacht im Kühlschrank quellen lassen.
4. Am nächsten Morgen mit frischen Beeren und gehackten Nüssen garnieren.

Nährwerte (pro Portion): Kalorien 200 | Fett 15 g | Kohlenhydrate 12 g | Protein 5 g

3. Avocado-Toast auf Vollkornbrot

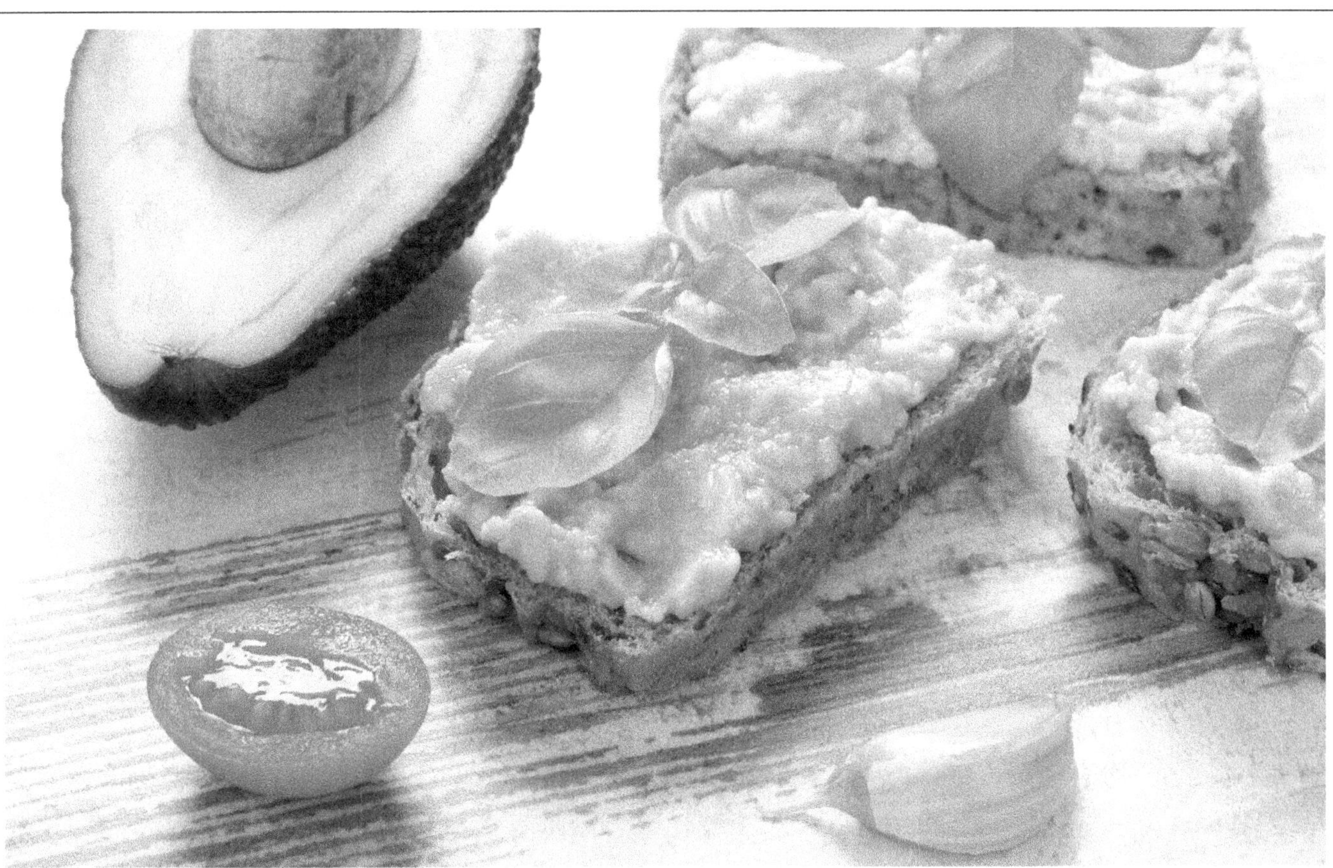

Zubereitungszeit: 5 Minuten | **Kochzeit:** 0 Minuten | **Portionen:** 2

Schwierigkeiten: Einfach

Zutaten:

- 2 Scheiben Vollkornbrot
- 1 reife Avocado
- 1 TL Zitronensaft
- Salz und Pfeffer nach Geschmack
- 1 Prise Chiliflocken (optional)

Zubereitung:

1. Die Avocado schälen, entkernen und das Fruchtfleisch in eine Schüssel geben.
2. Mit einer Gabel zerdrücken und Zitronensaft, Salz und Pfeffer hinzufügen.
3. Die Avocadomasse auf die Vollkornbrotscheiben streichen.
4. Mit Chiliflocken bestreuen, falls gewünscht.

Nährwerte (pro Portion): Kalorien 300 | Fett 20 g | Kohlenhydrate 30 g | Protein 5 g

4. Rührei mit Spinat und Tomaten

Zubereitungszeit: 5 Minuten | **Kochzeit:** 5 Minuten | **Portionen:** 2

Schwierigkeiten: Einfach

Zutaten:

- 4 Eier
- 100 g frischer Spinat
- 2 Tomaten, gewürfelt
- 1 EL Olivenöl
- Salz und Pfeffer nach Geschmack

Zubereitung:

1. Die Eier in einer Schüssel verquirlen und mit Salz und Pfeffer würzen.

2. Das Olivenöl in einer Pfanne erhitzen und den Spinat darin kurz anbraten, bis er zusammenfällt.

3. Die Tomaten hinzufügen und kurz mitbraten.

4. Die verquirlten Eier darüber gießen und unter Rühren stocken lassen.

Nährwerte (pro Portion): Kalorien 250 | Fett 20 g | Kohlenhydrate 5 g | Protein 15 g

5. Griechischer Joghurt mit Honig und Walnüssen

Zubereitungszeit: 5 Minuten | **Kochzeit:** 0 Minuten | **Portionen:** 2

Schwierigkeiten: Einfach

Zutaten:

- 200 g griechischer Joghurt
- 1 EL Honig
- 30 g Walnüsse, gehackt
- 1 TL Zimt
- 1 Apfel, in Scheiben geschnitten

Zubereitung:

1. Den Joghurt gleichmäßig auf zwei Schalen verteilen.

2. Den Honig darüber träufeln und die gehackten Walnüsse hinzufügen.

3. Mit Zimt bestreuen und die Apfelscheiben dazugeben.

Nährwerte (pro Portion): Kalorien 250 | Fett 12 g | Kohlenhydrate 25 g | Protein 10 g

6. Grüner Smoothie mit Spinat und Banane

Zubereitungszeit: 5 Minuten | **Kochzeit:** 0 Minuten | **Portionen:** 2

Schwierigkeiten: Einfach

Zutaten:

- 2 Handvoll frischer Spinat
- 1 Banane
- 300 ml Wasser oder ungesüßte Mandelmilch
- 1 EL Chia-Samen
- 1 TL Zitronensaft

Zubereitung:

1. Alle Zutaten in einen Mixer geben.
2. Mixen, bis eine glatte Konsistenz erreicht ist.
3. In zwei Gläser füllen und sofort servieren.

Nährwerte (pro Portion): Kalorien 150 | Fett 3 g | Kohlenhydrate 30 g | Protein 5 g

7. Quark mit frischen Beeren

Zubereitungszeit: 5 Minuten | **Kochzeit:** 0 Minuten | **Portionen:** 2

Schwierigkeiten: Einfach

Zutaten:

- 250 g Magerquark
- 100 g gemischte Beeren (z.B. Himbeeren, Heidelbeeren, Erdbeeren)
- 1 EL Honig
- 1 TL Vanilleextrakt
- 1 EL gehackte Mandeln

Zubereitung:

1. Den Quark in zwei Schalen aufteilen.
2. Die Beeren darüber verteilen.
3. Mit Honig und Vanilleextrakt verrühren.
4. Mit gehackten Mandeln bestreuen.

Nährwerte (pro Portion): Kalorien 200 | Fett 5 g | Kohlenhydrate 20 g | Protein 20 g

8. Hüttenkäse mit Gurken und Paprika

Zubereitungszeit: 5 Minuten | **Kochzeit:** 0 Minuten | **Portionen:** 2

Schwierigkeiten: Einfach

Zutaten:

- 200 g Hüttenkäse
- 1 Gurke, in Scheiben geschnitten
- 1 rote Paprika, gewürfelt
- Salz und Pfeffer nach Geschmack
- 1 TL Olivenöl

Zubereitung:

1. Den Hüttenkäse gleichmäßig auf zwei Schalen verteilen.
2. Die Gurkenscheiben und Paprikawürfel darüber verteilen.
3. Mit Salz und Pfeffer abschmecken.
4. Mit Olivenöl beträufeln und servieren.

Nährwerte (pro Portion): Kalorien 150 | Fett 7 g | Kohlenhydrate 10 g | Protein 15 g

9. Mandelmilch-Granola

Zubereitungszeit: 5 Minuten | **Kochzeit:** 0 Minuten | **Portionen:** 2

Schwierigkeiten: Einfach

Zutaten:

- 60 g Granola
- 300 ml Mandelmilch
- 1 EL Honig
- 1 TL Zimt
- 1 Handvoll frische Beeren

Zubereitung:

1. Das Granola gleichmäßig auf zwei Schalen verteilen.

2. Die Mandelmilch darüber gießen.

3. Mit Honig und Zimt bestreuen.

4. Mit frischen Beeren garnieren und servieren.

Nährwerte (pro Portion): Kalorien 200 | Fett 7 g | Kohlenhydrate 30 g | Protein 5 g

10. Vollkornbrot mit Frischkäse und Lachs

Zubereitungszeit: 5 Minuten | **Kochzeit:** 0 Minuten | **Portionen:** 2

Schwierigkeiten: Einfach

Zutaten:

- 2 Scheiben Vollkornbrot

- 100 g Frischkäse

- 100 g geräucherter Lachs

- 1 TL Zitronensaft

- Frischer Dill zum Garnieren

Zubereitung:

1. Die Vollkornbrotscheiben mit Frischkäse bestreichen.

2. Den geräucherten Lachs darauf verteilen.

3. Mit Zitronensaft beträufeln.

4. Mit frischem Dill garnieren und servieren.

Nährwerte (pro Portion): Kalorien 300 | Fett 15 g | Kohlenhydrate 20 g | Protein 20 g

11. Apfel-Zimt-Müsli

Zubereitungszeit: 5 Minuten | **Kochzeit:** 0 Minuten | **Portionen:** 2

Schwierigkeiten: Einfach

Zutaten:

- 100 g Müsli
- 1 Apfel, geraspelt
- 1 TL Zimt
- 200 ml fettarme Milch oder Joghurt
- 1 TL Honig (optional)

Zubereitung:

1. Das Müsli auf zwei Schalen verteilen.
2. Den geraspelten Apfel und den Zimt darüber streuen.
3. Mit Milch oder Joghurt auffüllen.
4. Mit Honig beträufeln, falls gewünscht.

Nährwerte (pro Portion): Kalorien 250 | Fett 5 g | Kohlenhydrate 45 g | Protein 7 g

12. Protein-Pfannkuchen mit Blaubeeren

Zubereitungszeit: 5 Minuten | **Kochzeit:** 10 Minuten | **Portionen:** 2

Schwierigkeiten: Mittel

Zutaten:

- 2 Eier
- 1 reife Banane
- 2 EL Proteinpulver
- 100 g Blaubeeren
- 1 TL Kokosöl

Zubereitung:

1. Die Banane zerdrücken und mit den Eiern und dem Proteinpulver verrühren.
2. Das Kokosöl in einer Pfanne erhitzen.
3. Den Teig in die Pfanne geben und die Pfannkuchen von beiden Seiten goldbraun backen.
4. Mit frischen Blaubeeren servieren.

Nährwerte (pro Portion): Kalorien 300 | Fett 10 g | Kohlenhydrate 30 g | Protein 20 g

13. Vollkornbrot mit Erdnussbutter und Bananenscheiben

Zubereitungszeit: 5 Minuten | **Kochzeit:** 0 Minuten | **Portionen:** 2

Schwierigkeiten: Einfach

Zutaten:

- 2 Scheiben Vollkornbrot
- 2 EL Erdnussbutter
- 1 Banane, in Scheiben geschnitten
- 1 TL Honig (optional)
- 1 Prise Zimt

Zubereitung:

1. Die Vollkornbrotscheiben mit Erdnussbutter bestreichen.
2. Die Bananenscheiben darauf verteilen.
3. Mit Honig und Zimt bestreuen, falls gewünscht.

Nährwerte (pro Portion): Kalorien 350 | Fett 15 g | Kohlenhydrate 40 g | Protein 10 g

14. Spinat-Feta-Omelett

Zubereitungszeit: 5 Minuten | **Kochzeit:** 10 Minuten | **Portionen:** 2

Schwierigkeiten: Einfach

Zutaten:

- 4 Eier
- 100 g frischer Spinat
- 50 g Feta, zerbröselt
- 1 EL Olivenöl
- Salz und Pfeffer nach Geschmack

Zubereitung:

1. Die Eier in einer Schüssel verquirlen und mit Salz und Pfeffer würzen.

2. Das Olivenöl in einer Pfanne erhitzen und den Spinat darin kurz anbraten, bis er zusammenfällt.

3. Die Eiermischung über den Spinat gießen und stocken lassen.

4. Mit zerbröseltem Feta bestreuen und servieren.

Nährwerte (pro Portion): Kalorien 250 | Fett 20 g | Kohlenhydrate 5 g | Protein 15 g

15. Quinoa-Frühstücksschale mit Nüssen

Zubereitungszeit: 5 Minuten | **Kochzeit:** 15 Minuten | **Portionen:** 2

Schwierigkeiten: Einfach

Zutaten:

- 100 g Quinoa
- 300 ml Wasser
- 1 TL Zimt
- 2 EL gemischte Nüsse, gehackt
- 1 EL Honig

Zubereitung:

1. Die Quinoa mit dem Wasser in einem Topf zum Kochen bringen.

2. Bei niedriger Hitze köcheln lassen, bis das Wasser absorbiert ist und die Quinoa weich ist.

3. Die Quinoa in zwei Schalen verteilen und mit Zimt, gehackten Nüssen und Honig bestreuen.

Nährwerte (pro Portion): Kalorien 300 | Fett 10 g | Kohlenhydrate 45 g | Protein 10 g

16. Blaubeer-Smoothie

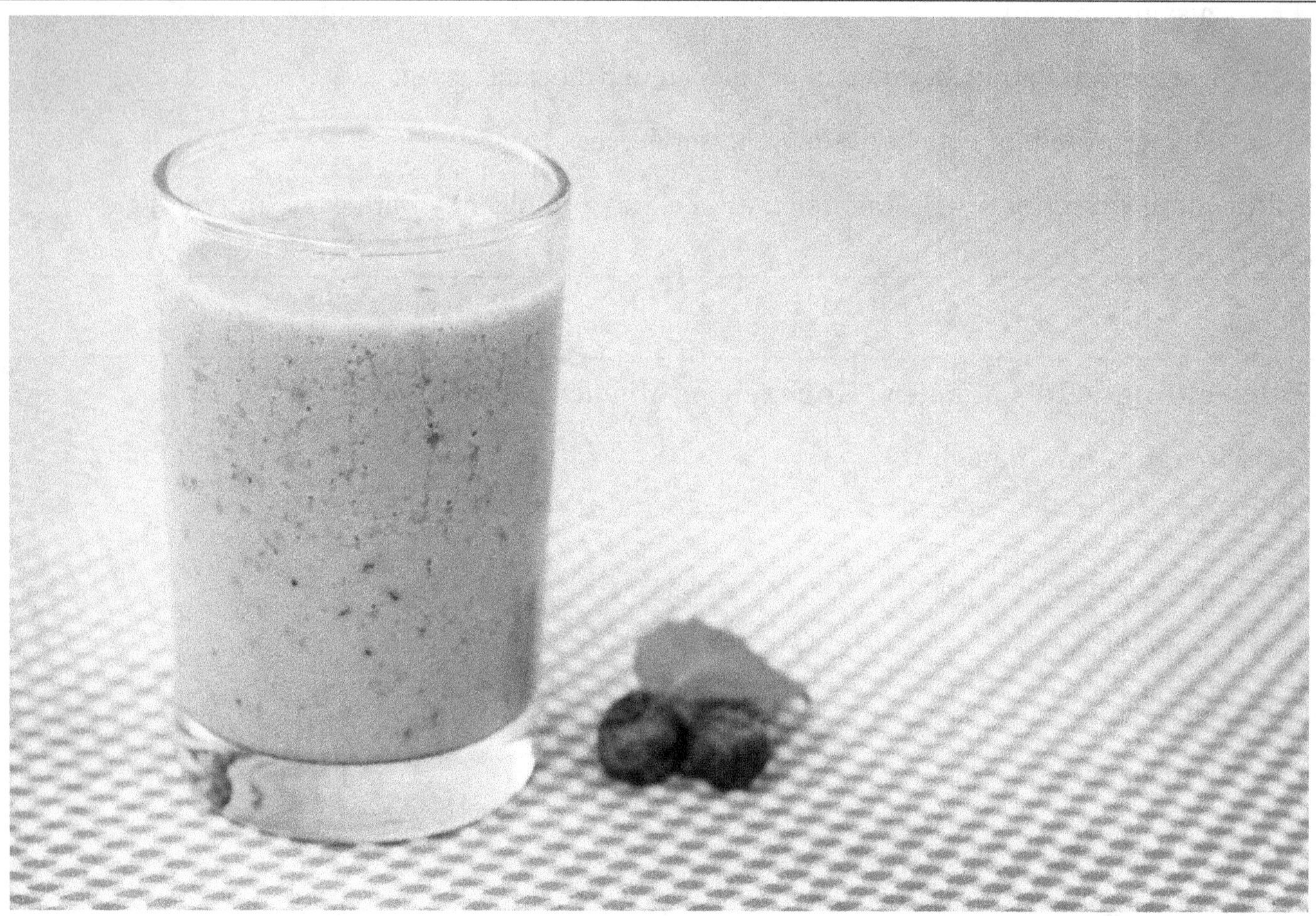

Zubereitungszeit: 5 Minuten | **Kochzeit:** 0 Minuten | **Portionen:** 2

Schwierigkeiten: Einfach

Zutaten:

- 150 g Blaubeeren
- 1 Banane
- 250 ml fettarme Milch oder ungesüßte Mandelmilch
- 1 TL Honig
- 1 TL Leinsamen

Zubereitung:

1. Alle Zutaten in einen Mixer geben.

2. Mixen, bis eine glatte Konsistenz erreicht ist.

3. In zwei Gläser füllen und sofort servieren.

Nährwerte (pro Portion): Kalorien 180 | Fett 3 g | Kohlenhydrate 35 g | Protein 5 g

17. Ei-Muffins mit Gemüse

Zubereitungszeit: 10 Minuten | **Kochzeit:** 20 Minuten | **Portionen:** 2

Schwierigkeiten: Mittel

Zutaten:

- 4 Eier
- 100 g Spinat
- 1 rote Paprika, gewürfelt
- 1 kleine Zwiebel, gehackt
- Salz und Pfeffer nach Geschmack

Zubereitung:

1. Den Ofen auf 180°C vorheizen.

2. Eier in einer Schüssel verquirlen und mit Salz und Pfeffer würzen.

3. Spinat, Paprika und Zwiebel unter die Eimischung rühren.

4. Die Mischung in eine gefettete Muffinform füllen.

5. 20 Minuten backen, bis die Muffins goldbraun sind.

Nährwerte (pro Portion): Kalorien 200 | Fett 15 g | Kohlenhydrate 5 g | Protein 15 g

18. Schneller Obstsalat mit Joghurt

Zubereitungszeit: 5 Minuten | **Kochzeit:** 0 Minuten | **Portionen:** 2

Schwierigkeiten: Einfach

Zutaten:

- 1 Apfel
- 1 Birne
- 1 Banane
- 200 g fettarmer Joghurt
- 1 TL Honig

Zubereitung:

1. Obst in kleine Würfel schneiden und in einer Schüssel vermischen.
2. Joghurt und Honig über das Obst geben und gut vermischen.
3. Sofort servieren.

Nährwerte (pro Portion): Kalorien 150 | Fett 2 g | Kohlenhydrate 30 g | Protein 5 g

19. Joghurt mit Leinsamen und Beeren

Zubereitungszeit: 5 Minuten | **Kochzeit:** 0 Minuten | **Portionen:** 2

Schwierigkeiten: Einfach

Zutaten:

- 200 g fettarmer Joghurt
- 2 EL Leinsamen
- 100 g gemischte Beeren
- 1 TL Honig

Zubereitung:

1. Den Joghurt auf zwei Schalen verteilen.
2. Die Leinsamen und Beeren darüber streuen.
3. Mit Honig beträufeln und servieren.

Nährwerte (pro Portion): Kalorien 150 | Fett 5 g | Kohlenhydrate 20 g | Protein 8 g

20. Zimt-Porridge mit Mandeln

Zubereitungszeit: 5 Minuten | **Kochzeit:** 10 Minuten | **Portionen:** 2

Schwierigkeiten: Einfach

Zutaten:

- 100 g Haferflocken
- 300 ml Mandelmilch
- 1 TL Zimt
- 1 EL Honig
- 30 g Mandeln, gehackt

Zubereitung:

1. Haferflocken und Mandelmilch in einem Topf vermischen und bei mittlerer Hitze erwärmen.
2. Unter ständigem Rühren köcheln lassen, bis die Haferflocken die Milch absorbiert haben und eine cremige Konsistenz erreicht ist.
3. Zimt und Honig unterrühren.
4. Mit gehackten Mandeln bestreuen und servieren.

Nährwerte (pro Portion): Kalorien 250 | Fett 10 g | Kohlenhydrate 35 g | Protein 8 g

21. Avocado und pochiertes Ei auf Toast

Zubereitungszeit: 5 Minuten | **Kochzeit:** 5 Minuten | **Portionen:** 2

Schwierigkeiten: Mittel

Zutaten:

- 2 Scheiben Vollkornbrot
- 1 reife Avocado
- 2 Eier
- 1 TL Zitronensaft
- Salz und Pfeffer nach Geschmack

Zubereitung:

1. Die Avocado schälen, entkernen und das Fruchtfleisch in eine Schüssel geben.

2. Mit einer Gabel zerdrücken und Zitronensaft, Salz und Pfeffer hinzufügen.

3. Die Avocadomasse auf die Vollkornbrotscheiben streichen.

4. Die Eier pochieren und auf die Avocado-Toast legen.

Nährwerte (pro Portion): Kalorien 300 | Fett 20 g | Kohlenhydrate 25 g | Protein 10 g

22. Gurken-Tomaten-Wrap

Zubereitungszeit: 5 Minuten | **Kochzeit:** 0 Minuten | **Portionen:** 2

Schwierigkeiten: Einfach

Zutaten:

- 2 Vollkorn-Tortillas

- 1 Gurke, in Scheiben geschnitten

- 2 Tomaten, gewürfelt

- 100 g Hüttenkäse

- 1 TL Zitronensaft

Zubereitung:

1. Die Tortillas mit Hüttenkäse bestreichen.

2. Gurkenscheiben und Tomatenwürfel darauf verteilen.

3. Mit Zitronensaft beträufeln und zusammenrollen.

Nährwerte (pro Portion): Kalorien 200 | Fett 5 g | Kohlenhydrate 30 g | Protein 10 g

23. Bircher-Müsli

Zubereitungszeit: 10 Minuten | **Kochzeit:** 0 Minuten | **Portionen:** 2

Schwierigkeiten: Einfach

Zutaten:

- 100 g Haferflocken
- 200 ml fettarme Milch
- 1 Apfel, geraspelt
- 1 EL Honig
- 1 EL gehackte Nüsse

Zubereitung:

1. Die Haferflocken in einer Schüssel mit der Milch mischen und über Nacht im Kühlschrank quellen lassen.
2. Am nächsten Morgen den geraspelten Apfel, Honig und die gehackten Nüsse unterrühren.
3. Sofort servieren.

Nährwerte (pro Portion): Kalorien 250 | Fett 8 g | Kohlenhydrate 40 g | Protein 8 g

24. Protein-Smoothie mit Spinat

Zubereitungszeit: 5 Minuten | **Kochzeit:** 0 Minuten | **Portionen:** 2

Schwierigkeiten: Einfach

Zutaten:

- 2 Handvoll frischer Spinat
- 1 Banane
- 1 EL Proteinpulver
- 250 ml Wasser oder ungesüßte Mandelmilch
- 1 TL Leinsamen

Zubereitung:

1. Alle Zutaten in einen Mixer geben.
2. Mixen, bis eine glatte Konsistenz erreicht ist.
3. In zwei Gläser füllen und sofort servieren.

Nährwerte (pro Portion): Kalorien 150 | Fett 3 g | Kohlenhydrate 25 g | Protein 10 g

25. Schnelles Rührei mit Champignons

Zubereitungszeit: 5 Minuten | **Kochzeit:** 5 Minuten | **Portionen:** 2

Schwierigkeiten: Einfach

Zutaten:

- 4 Eier
- 100 g Champignons, in Scheiben geschnitten
- 1 EL Olivenöl
- Salz und Pfeffer nach Geschmack
- 1 TL frische Petersilie, gehackt

Zubereitung:

1. Die Eier in einer Schüssel verquirlen und mit Salz und Pfeffer würzen.
2. Das Olivenöl in einer Pfanne erhitzen und die Champignons darin anbraten, bis sie weich sind.
3. Die verquirlten Eier über die Champignons gießen und unter Rühren stocken lassen.
4. Mit gehackter Petersilie bestreuen und servieren.

Nährwerte (pro Portion): Kalorien 200 | Fett 15 g | Kohlenhydrate 3 g | Protein 15 g

26. Haferflocken-Energie-Bites

Zubereitungszeit: 10 Minuten | **Kochzeit:** 0 Minuten | **Portionen:** 2

Schwierigkeiten: Einfach

Zutaten:

- 100 g Haferflocken
- 2 EL Erdnussbutter
- 1 EL Honig
- 1 EL Chia-Samen
- 30 g dunkle Schokolade, gehackt

Zubereitung:

1. Alle Zutaten in einer Schüssel gut vermischen.

2. Aus der Masse kleine Bällchen formen.

3. Im Kühlschrank fest werden lassen und servieren.

Nährwerte (pro Portion): Kalorien 250 | Fett 15 g | Kohlenhydrate 25 g | Protein 6 g

27. Mango-Chia-Pudding

Zubereitungszeit: 5 Minuten | **Kochzeit:** 0 Minuten | **Portionen:** 2

Schwierigkeiten: Einfach

Zutaten:

- 4 EL Chia-Samen

- 250 ml Mandelmilch

- 1 reife Mango, püriert

- 1 TL Vanilleextrakt

- 1 EL gehackte Nüsse

Zubereitung:

1. Chia-Samen und Mandelmilch in einer Schüssel gut vermischen.

2. Vanilleextrakt hinzufügen und nochmals gut rühren.

3. Den Pudding über Nacht im Kühlschrank quellen lassen.

4. Am nächsten Morgen mit pürierter Mango und gehackten Nüssen garnieren.

Nährwerte (pro Portion): Kalorien 200 | Fett 10 g | Kohlenhydrate 25 g | Protein 5 g

28. Griechischer Joghurt mit Nüssen und Honig

Zubereitungszeit: 5 Minuten | **Kochzeit:** 0 Minuten | **Portionen:** 2

Schwierigkeiten: Einfach

Zutaten:

- 200 g griechischer Joghurt
- 2 EL gehackte Nüsse (z.B. Mandeln, Walnüsse)
- 1 EL Honig
- 1 TL Zimt
- 1 Apfel, in Scheiben geschnitten

Zubereitung:

1. Den Joghurt gleichmäßig auf zwei Schalen verteilen.
2. Die gehackten Nüsse darüber streuen.
3. Mit Honig und Zimt bestreuen und die Apfelscheiben dazugeben.

Nährwerte (pro Portion): Kalorien 250 | Fett 10 g | Kohlenhydrate 25 g | Protein 10 g

29. Apfel-Zimt-Quark

Zubereitungszeit: 5 Minuten | **Kochzeit:** 0 Minuten | **Portionen:** 2

Schwierigkeiten: Einfach

Zutaten:

- 250 g Magerquark
- 1 Apfel, geraspelt
- 1 TL Zimt
- 1 EL Honig
- 1 EL gehackte Nüsse

Zubereitung:

1. Den Quark in zwei Schalen aufteilen.
2. Den geraspelten Apfel und den Zimt unter den Quark rühren.
3. Mit Honig beträufeln und gehackten Nüssen bestreuen.

Nährwerte (pro Portion): Kalorien 200 | Fett 5 g | Kohlenhydrate 25 g | Protein 15 g

Zubereitungszeit: 5 Minuten | **Kochzeit:** 0 Minuten | **Portionen:** 2

Schwierigkeiten: Einfach

Zutaten:

- 50 g Haferflocken
- 1 Banane
- 250 ml fettarme Milch oder ungesüßte Mandelmilch
- 1 TL Honig
- 1 TL Chia-Samen

Zubereitung:

1. Alle Zutaten in einen Mixer geben.
2. Mixen, bis eine glatte Konsistenz erreicht ist.
3. In zwei Gläser füllen und sofort servieren.

Nährwerte (pro Portion): Kalorien 200 | Fett 5 g | Kohlenhydrate 35 g | Protein 8 g

Kapitel 4: Mittagessen für jeden Tag

Einfache und gesunde Hauptgerichte

31. Hähnchenbrust mit gebratenem Gemüse

Zubereitungszeit: 10 Minuten | **Kochzeit:** 15 Minuten | **Portionen:** 2

Schwierigkeiten: Mittel

Zutaten:

- 2 Hähnchenbrustfilets
- 1 EL Olivenöl
- 1 rote Paprika, in Streifen geschnitten
- 1 Zucchini, in Scheiben geschnitten
- Salz und Pfeffer nach Geschmack

Zubereitung:

1. Das Olivenöl in einer Pfanne erhitzen und die Hähnchenbrustfilets von beiden Seiten goldbraun anbraten.

2. Das Gemüse hinzufügen und zusammen mit dem Hähnchen braten, bis alles gar ist.

3. Mit Salz und Pfeffer abschmecken und servieren.

Nährwerte (pro Portion): Kalorien 300 | Fett 10 g | Kohlenhydrate 5 g | Protein 45 g

32. Quinoa-Gemüse-Bowl

Zubereitungszeit: 10 Minuten | **Kochzeit:** 20 Minuten | **Portionen:** 2

Schwierigkeiten: Einfach

Zutaten:

- 100 g Quinoa
- 1 Karotte, geraspelt
- 1 Gurke, in Scheiben geschnitten
- 1 rote Paprika, gewürfelt
- 1 EL Olivenöl

Zubereitung:

1. Die Quinoa nach Packungsanweisung kochen und abkühlen lassen.
2. Das Gemüse in eine Schüssel geben und die gekochte Quinoa hinzufügen.
3. Mit Olivenöl beträufeln und gut vermischen.

Nährwerte (pro Portion): Kalorien 250 | Fett 8 g | Kohlenhydrate 40 g | Protein 8 g

33. Linsensuppe mit Karotten

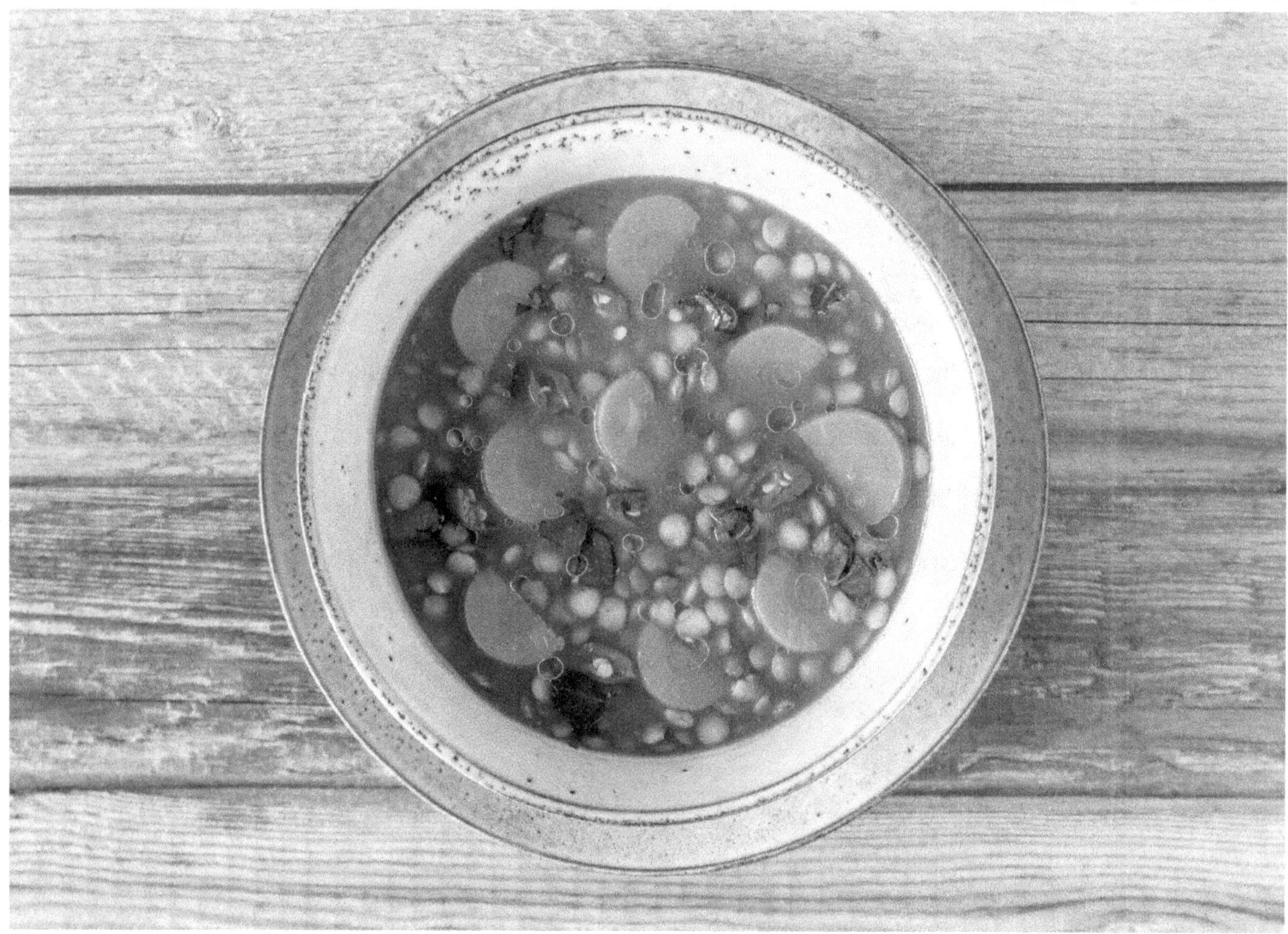

Zubereitungszeit: 10 Minuten | **Kochzeit:** 30 Minuten | **Portionen:** 2

Schwierigkeiten: Einfach

Zutaten:

- 100 g rote Linsen
- 2 Karotten, gewürfelt
- 1 Zwiebel, gehackt
- 1 EL Olivenöl
- 500 ml Gemüsebrühe

Zubereitung:

1. Das Olivenöl in einem Topf erhitzen und die Zwiebel darin anbraten.
2. Die Karotten und Linsen hinzufügen und kurz mitbraten.

3. Mit Gemüsebrühe aufgießen und 30 Minuten köcheln lassen, bis die Linsen weich sind.

Nährwerte (pro Portion): Kalorien 200 | Fett 5 g | Kohlenhydrate 30 g | Protein 10 g

34. Gegrillter Lachs mit Spargel

Zubereitungszeit: 10 Minuten | **Kochzeit:** 15 Minuten | **Portionen:** 2

Schwierigkeiten: Mittel

Zutaten:

- 2 Lachsfilets
- 1 Bund Spargel, geputzt
- 1 EL Olivenöl
- Salz und Pfeffer nach Geschmack
- 1 TL Zitronensaft

Zubereitung:

1. Den Grill vorheizen.
2. Den Spargel mit Olivenöl beträufeln und mit Salz und Pfeffer würzen.
3. Den Lachs und den Spargel auf den Grill legen und 10-15 Minuten grillen, bis beides gar ist.
4. Mit Zitronensaft beträufeln und servieren.

Nährwerte (pro Portion): Kalorien 350 | Fett 20 g | Kohlenhydrate 5 g | Protein 35 g

35. Vollkorn-Pasta mit Tomatensoße

Zubereitungszeit: 10 Minuten | **Kochzeit:** 15 Minuten | **Portionen:** 2

Schwierigkeiten: Einfach

Zutaten:

- 200 g Vollkorn-Pasta
- 1 Dose Tomaten, gehackt
- 1 Knoblauchzehe, gehackt
- 1 EL Olivenöl
- Salz und Pfeffer nach Geschmack

Zubereitung:

1. Die Vollkorn-Pasta nach Packungsanweisung kochen.
2. Das Olivenöl in einem Topf erhitzen und den Knoblauch darin anbraten.
3. Die gehackten Tomaten hinzufügen und 10 Minuten köcheln lassen.
4. Mit Salz und Pfeffer abschmecken und über die gekochte Pasta geben.

Nährwerte (pro Portion): Kalorien 300 | Fett 8 g | Kohlenhydrate 50 g | Protein 10 g

36. Gefüllte Paprika mit Quinoa und Gemüse

Zubereitungszeit: 10 Minuten | **Kochzeit:** 20 Minuten | **Portionen:** 2

Schwierigkeiten: Mittel

Zutaten:

- 2 Paprika
- 100 g Quinoa
- 1 Zucchini, gewürfelt
- 1 Karotte, geraspelt
- 1 EL Olivenöl

Zubereitung:

1. Die Quinoa nach Packungsanweisung kochen.
2. Die Paprika entkernen und die Oberseiten abschneiden.
3. Das Gemüse in einer Pfanne mit Olivenöl anbraten.
4. Die gekochte Quinoa unter das Gemüse mischen und die Mischung in die Paprika füllen.

5. Die gefüllten Paprika im vorgeheizten Ofen bei 180°C 20 Minuten backen.

Nährwerte (pro Portion): Kalorien 250 | Fett 8 g | Kohlenhydrate 35 g | Protein 8 g

37. Kichererbsen-Salat mit Feta

Zubereitungszeit: 10 Minuten | **Kochzeit:** 0 Minuten | **Portionen:** 2

Schwierigkeiten: Einfach

Zutaten:

- 1 Dose Kichererbsen, abgetropft
- 100 g Feta, gewürfelt
- 1 Gurke, in Scheiben geschnitten
- 1 rote Paprika, gewürfelt
- 1 EL Olivenöl

Zubereitung:

1. Die Kichererbsen, den Feta und das Gemüse in eine Schüssel geben.
2. Mit Olivenöl beträufeln und gut vermischen.
3. Mit Salz und Pfeffer abschmecken und servieren.

Nährwerte (pro Portion): Kalorien 300 | Fett 15 g | Kohlenhydrate 30 g | Protein 12 g

38. Gebackene Süßkartoffeln mit Avocado

Zubereitungszeit: 10 Minuten | **Kochzeit:** 30 Minuten | **Portionen:** 2

Schwierigkeiten: Einfach

Zutaten:

- 2 Süßkartoffeln
- 1 reife Avocado
- 1 EL Olivenöl
- Salz und Pfeffer nach Geschmack
- 1 TL Zitronensaft

Zubereitung:

1. Den Ofen auf 200°C vorheizen.

2. Die Süßkartoffeln waschen und mit einer Gabel einstechen.

3. Mit Olivenöl beträufeln und im Ofen 30 Minuten backen, bis sie weich sind.

4. Die Avocado schälen, entkernen und das Fruchtfleisch zerdrücken.

5. Die gebackenen Süßkartoffeln aufschneiden und mit der Avocado füllen.

6. Mit Zitronensaft beträufeln und mit Salz und Pfeffer abschmecken.

Nährwerte (pro Portion): Kalorien 300 | Fett 15 g | Kohlenhydrate 35 g | Protein 3 g

39. Tofu-Gemüse-Wok

Zubereitungszeit: 10 Minuten | **Kochzeit:** 15 Minuten | **Portionen:** 2

Schwierigkeiten: Mittel

Zutaten:

- 200 g Tofu, gewürfelt

- 1 rote Paprika, in Streifen geschnitten

- 1 Zucchini, in Scheiben geschnitten

- 1 EL Sojasoße

- 1 EL Olivenöl

Zubereitung:

1. Das Olivenöl in einem Wok erhitzen und den Tofu darin anbraten.

2. Das Gemüse hinzufügen und unter ständigem Rühren braten, bis es gar ist.

3. Mit Sojasoße abschmecken und servieren.

Nährwerte (pro Portion): Kalorien 250 | Fett 15 g | Kohlenhydrate 10 g | Protein 15 g

40. Spinat- und Feta-Salat mit Walnüssen

Zubereitungszeit: 10 Minuten | **Kochzeit:** 0 Minuten | **Portionen:** 2

Schwierigkeiten: Einfach

Zutaten:

- 100 g frischer Spinat
- 50 g Feta, zerbröselt
- 1 Handvoll Walnüsse, gehackt
- 1 EL Olivenöl
- 1 TL Zitronensaft

Zubereitung:

1. Den Spinat in eine Schüssel geben.
2. Den Feta und die gehackten Walnüsse darüber streuen.
3. Mit Olivenöl und Zitronensaft beträufeln und gut vermischen.

Nährwerte (pro Portion): Kalorien 200 | Fett 15 g | Kohlenhydrate 5 g | Protein 10 g

Mittagessen zum Mitnehmen

41. Linsen- und Gemüse-Wraps

Zubereitungszeit: 10 Minuten | **Kochzeit:** 10 Minuten | **Portionen:** 2

Schwierigkeiten: Einfach

Zutaten:

- 100 g Linsen
- 1 rote Paprika, gewürfelt
- 1 Karotte, geraspelt
- 2 Vollkorn-Tortillas
- 1 EL Olivenöl

Zubereitung:

1. Die Linsen nach Packungsanweisung kochen.
2. Das Gemüse in einer Pfanne mit Olivenöl anbraten.
3. Die gekochten Linsen unter das Gemüse mischen.

4. Die Mischung auf die Tortillas verteilen und zusammenrollen.

Nährwerte (pro Portion): Kalorien 250 | Fett 8 g | Kohlenhydrate 35 g | Protein 10 g

42.   Quinoa-Salat mit schwarzen Bohnen

Zubereitungszeit: 10 Minuten | **Kochzeit:** 20 Minuten | **Portionen:** 2

Schwierigkeiten: Einfach

Zutaten:

- 100 g Quinoa
- 1 Dose schwarze Bohnen, abgetropft
- 1 rote Paprika, gewürfelt
- 1 Avocado, gewürfelt
- 1 EL Olivenöl

Zubereitung:

1. Die Quinoa nach Packungsanweisung kochen und abkühlen lassen.
2. Die schwarzen Bohnen, die Paprika und die Avocado in eine Schüssel geben und die gekochte Quinoa hinzufügen.
3. Mit Olivenöl beträufeln und gut vermischen.

Nährwerte (pro Portion): Kalorien 300 | Fett 12 g | Kohlenhydrate 40 g | Protein 10 g

43.   Hähnchen-Caesar-Salat

Zubereitungszeit: 10 Minuten | **Kochzeit:** 15 Minuten | **Portionen:** 2

Schwierigkeiten: Mittel

Zutaten:

- 2 Hähnchenbrustfilets
- 1 Römersalat, in Stücke geschnitten
- 30 g Parmesan, gerieben
- 2 EL Caesar-Dressing
- 1 EL Olivenöl

Zubereitung:

1. Das Olivenöl in einer Pfanne erhitzen und die Hähnchenbrustfilets von beiden Seiten goldbraun anbraten.

2. Den Römersalat auf zwei Schalen verteilen.

3. Das gebratene Hähnchen in Streifen schneiden und auf den Salat legen.

4. Mit Parmesan bestreuen und mit Caesar-Dressing beträufeln.

Nährwerte (pro Portion): Kalorien 350 | Fett 20 g | Kohlenhydrate 5 g | Protein 35 g

44. Vollkorn-Sandwich mit Putenbrust und Gemüse

Zubereitungszeit: 5 Minuten | **Kochzeit:** 0 Minuten | **Portionen:** 2

Schwierigkeiten: Einfach

Zutaten:

- 4 Scheiben Vollkornbrot

- 100 g Putenbrust, in Scheiben

- 1 Tomate, in Scheiben

- 1 Handvoll Rucola

- 1 EL Frischkäse

Zubereitung:

1. Die Vollkornbrotscheiben mit Frischkäse bestreichen.

2. Die Putenbrust, Tomatenscheiben und den Rucola darauf verteilen.

3. Die Brotscheiben zusammenklappen und servieren.

Nährwerte (pro Portion): Kalorien 300 | Fett 8 g | Kohlenhydrate 35 g | Protein 20 g

45. Reis- und Gemüsesalat mit Kichererbsen

Zubereitungszeit: 10 Minuten | **Kochzeit:** 20 Minuten | **Portionen:** 2

Schwierigkeiten: Einfach

Zutaten:

- 100 g Vollkornreis
- 1 Dose Kichererbsen, abgetropft
- 1 Gurke, in Scheiben geschnitten
- 1 rote Paprika, gewürfelt
- 1 EL Olivenöl

Zubereitung:

1. Den Vollkornreis nach Packungsanweisung kochen und abkühlen lassen.
2. Die Kichererbsen und das Gemüse in eine Schüssel geben und den gekochten Reis hinzufügen.
3. Mit Olivenöl beträufeln und gut vermischen.

Nährwerte (pro Portion): Kalorien 250 | Fett 8 g | Kohlenhydrate 35 g | Protein 8 g

46. Avocado-Hühnchen-Salat

Zubereitungszeit: 10 Minuten | **Kochzeit:** 15 Minuten | **Portionen:** 2

Schwierigkeiten: Mittel

Zutaten:

- 2 Hähnchenbrustfilets
- 1 reife Avocado
- 1 Tomate, gewürfelt
- 1 Handvoll Rucola
- 1 EL Olivenöl

Zubereitung:

1. Das Olivenöl in einer Pfanne erhitzen und die Hähnchenbrustfilets von beiden Seiten goldbraun anbraten.

2. Die Avocado schälen, entkernen und das Fruchtfleisch in Scheiben schneiden.

3. Die gebratenen Hähnchenbrustfilets in Streifen schneiden und zusammen mit der Avocado, Tomate und Rucola in eine Schüssel geben.

4. Mit Salz und Pfeffer abschmecken und servieren.

Nährwerte (pro Portion): Kalorien 350 | Fett 20 g | Kohlenhydrate 10 g | Protein 30 g

47. Gemüse-Frittata

Zubereitungszeit: 10 Minuten | **Kochzeit:** 15 Minuten | **Portionen:** 2

Schwierigkeiten: Einfach

Zutaten:

- 4 Eier
- 1 rote Paprika, gewürfelt
- 1 Zucchini, in Scheiben geschnitten
- 1 EL Olivenöl
- Salz und Pfeffer nach Geschmack

Zubereitung:

1. Die Eier in einer Schüssel verquirlen und mit Salz und Pfeffer würzen.

2. Das Olivenöl in einer Pfanne erhitzen und das Gemüse darin anbraten.

3. Die Eiermischung über das Gemüse gießen und stocken lassen.

4. Die Frittata in Stücke schneiden und servieren.

Nährwerte (pro Portion): Kalorien 250 | Fett 20 g | Kohlenhydrate 5 g | Protein 15 g

48. Kichererbsen- und Thunfischsalat

Zubereitungszeit: 10 Minuten | **Kochzeit:** 0 Minuten | **Portionen:** 2

Schwierigkeiten: Einfach

Zutaten:

- 1 Dose Kichererbsen, abgetropft
- 1 Dose Thunfisch, abgetropft
- 1 Gurke, in Scheiben geschnitten
- 1 rote Paprika, gewürfelt
- 1 EL Olivenöl

Zubereitung:

1. Die Kichererbsen und den Thunfisch in eine Schüssel geben.
2. Das Gemüse hinzufügen und gut vermischen.
3. Mit Olivenöl beträufeln und mit Salz und Pfeffer abschmecken.

Nährwerte (pro Portion): Kalorien 300 | Fett 15 g | Kohlenhydrate 20 g | Protein 20 g

---

49. Kalter Vollkorn-Nudelsalat

Zubereitungszeit: 10 Minuten | **Kochzeit:** 15 Minuten | **Portionen:** 2

Schwierigkeiten: Einfach

Zutaten:

- 200 g Vollkornnudeln
- 1 Gurke, in Scheiben geschnitten
- 1 rote Paprika, gewürfelt
- 1 EL Olivenöl
- Salz und Pfeffer nach Geschmack

Zubereitung:

1. Die Vollkornnudeln nach Packungsanweisung kochen und abkühlen lassen.
2. Das Gemüse in eine Schüssel geben und die gekochten Nudeln hinzufügen.
3. Mit Olivenöl beträufeln und mit Salz und Pfeffer abschmecken.

Nährwerte (pro Portion): Kalorien 250 | Fett 8 g | Kohlenhydrate 40 g | Protein 8 g

50. Gegrilltes Gemüse mit Hummus

Zubereitungszeit: 10 Minuten | **Kochzeit:** 15 Minuten | **Portionen:** 2

Schwierigkeiten: Einfach

Zutaten:

- 1 Zucchini, in Scheiben geschnitten
- 1 rote Paprika, in Streifen geschnitten
- 1 Aubergine, in Scheiben geschnitten
- 2 EL Hummus
- 1 EL Olivenöl

Zubereitung:

1. Den Grill vorheizen.
2. Das Gemüse mit Olivenöl beträufeln und auf den Grill legen.
3. 10-15 Minuten grillen, bis das Gemüse weich ist.
4. Das gegrillte Gemüse mit Hummus servieren.

Nährwerte (pro Portion): Kalorien 200 | Fett 10 g | Kohlenhydrate 20 g | Protein 5 g

Kapitel 5: Abendessen für die ganze Familie

Hauptgerichte, die alle lieben

51. Gegrillte Hähnchenspieße mit Gemüse

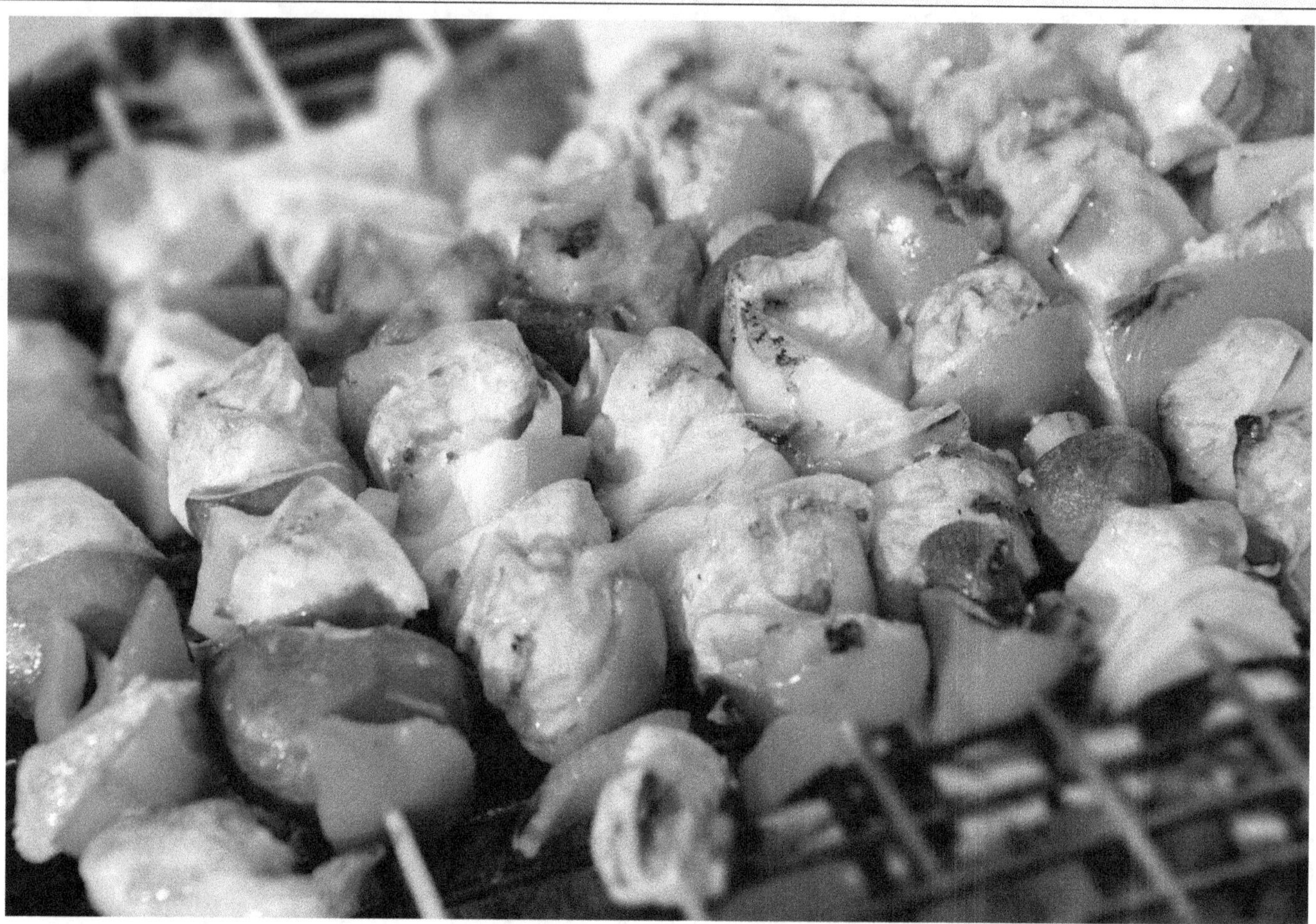

Zubereitungszeit: 10 Minuten | **Kochzeit:** 15 Minuten | **Portionen:** 2

Schwierigkeiten: Mittel

Zutaten:

- 2 Hähnchenbrustfilets, gewürfelt

- 1 rote Paprika, in Stücke geschnitten

- 1 Zucchini, in Scheiben geschnitten

- 1 EL Olivenöl

- Salz und Pfeffer nach Geschmack

Zubereitung:

1. Hähnchenwürfel und Gemüse auf Spieße stecken.

2. Mit Olivenöl bestreichen und mit Salz und Pfeffer würzen.

3. Auf dem Grill oder in einer Grillpfanne 10-15 Minuten grillen, bis das Hähnchen gar ist.

Nährwerte (pro Portion): Kalorien 250 | Fett 10 g | Kohlenhydrate 5 g | Protein 35 g

52. Spaghetti aus Zucchini mit Pesto

Zubereitungszeit: 10 Minuten | **Kochzeit:** 5 Minuten | **Portionen:** 2

Schwierigkeiten: Einfach

Zutaten:

- 2 Zucchini, spiralförmig geschnitten

- 2 EL Pesto

- 1 EL Olivenöl

- Salz und Pfeffer nach Geschmack

- 1 EL geriebener Parmesan

Zubereitung:

1. Das Olivenöl in einer Pfanne erhitzen und die Zucchini-Spaghetti kurz anbraten.

2. Das Pesto unterrühren und mit Salz und Pfeffer abschmecken.

3. Mit geriebenem Parmesan bestreuen und servieren.

Nährwerte (pro Portion): Kalorien 200 | Fett 15 g | Kohlenhydrate 7 g | Protein 5 g

53. Gefüllte Auberginen mit Hackfleisch und Quinoa

Zubereitungszeit: 15 Minuten | **Kochzeit:** 25 Minuten | **Portionen:** 2

Schwierigkeiten: Mittel

Zutaten:

- 2 Auberginen, halbiert
- 100 g Quinoa
- 200 g Rinderhackfleisch
- 1 Zwiebel, gehackt
- 1 EL Olivenöl

Zubereitung:

1. Die Quinoa nach Packungsanweisung kochen.
2. Das Olivenöl in einer Pfanne erhitzen und die Zwiebel und das Hackfleisch darin anbraten.
3. Die Auberginen aushöhlen und das Fruchtfleisch hacken, dann zum Hackfleisch hinzufügen.
4. Die gekochte Quinoa unter das Hackfleisch mischen und die Mischung in die Auberginenhälften füllen.
5. Im vorgeheizten Ofen bei 180°C 25 Minuten backen.

Nährwerte (pro Portion): Kalorien 350 | Fett 15 g | Kohlenhydrate 30 g | Protein 20 g

54. Ofenkartoffeln mit Kräuterquark

Zubereitungszeit: 10 Minuten | **Kochzeit:** 30 Minuten | **Portionen:** 2

Schwierigkeiten: Einfach

Zutaten:

- 2 große Kartoffeln
- 200 g Magerquark
- 1 EL gehackte Kräuter (z.B. Schnittlauch, Petersilie)
- 1 EL Olivenöl
- Salz und Pfeffer nach Geschmack

Zubereitung:

1. Die Kartoffeln waschen und mit einer Gabel einstechen.

2. Mit Olivenöl bestreichen und im vorgeheizten Ofen bei 200°C 30 Minuten backen.

3. Den Quark mit den gehackten Kräutern vermischen und mit Salz und Pfeffer abschmecken.

4. Die gebackenen Kartoffeln aufschneiden und mit Kräuterquark servieren.

Nährwerte (pro Portion): Kalorien 250 | Fett 7 g | Kohlenhydrate 40 g | Protein 10 g

55. Gebackener Fisch mit Zitronen-Dill-Sauce

Zubereitungszeit: 10 Minuten | **Kochzeit:** 20 Minuten | **Portionen:** 2

Schwierigkeiten: Einfach

Zutaten:

- 2 Fischfilets (z.B. Kabeljau, Lachs)
- 1 Zitrone, in Scheiben
- 1 EL gehackter Dill
- 1 EL Olivenöl
- Salz und Pfeffer nach Geschmack

Zubereitung:

1. Die Fischfilets mit Olivenöl bestreichen und mit Salz und Pfeffer würzen.

2. Zitronenscheiben und Dill darüber verteilen.

3. Im vorgeheizten Ofen bei 180°C 20 Minuten backen.

Nährwerte (pro Portion): Kalorien 200 | Fett 10 g | Kohlenhydrate 2 g | Protein 25 g

56. Hühnchen-Curry mit Kokosmilch

Zubereitungszeit: 10 Minuten | **Kochzeit:** 20 Minuten | **Portionen:** 2

Schwierigkeiten: Mittel

Zutaten:

- 2 Hähnchenbrustfilets, gewürfelt
- 1 Zwiebel, gehackt
- 1 Dose Kokosmilch (400 ml)
- 1 EL Currypulver
- 1 EL Olivenöl

Zubereitung:

1. Das Olivenöl in einer Pfanne erhitzen und die Zwiebel und das Hähnchen darin anbraten.
2. Das Currypulver hinzufügen und kurz mitbraten.
3. Die Kokosmilch dazugeben und alles 20 Minuten köcheln lassen, bis das Hähnchen gar ist.

Nährwerte (pro Portion): Kalorien 350 | Fett 25 g | Kohlenhydrate 5 g | Protein 25 g

57. Lachsfilet mit Kräuterkruste

Zubereitungszeit: 10 Minuten | **Kochzeit:** 20 Minuten | **Portionen:** 2

Schwierigkeiten: Mittel

Zutaten:

- 2 Lachsfilets
- 1 EL Senf
- 1 EL gehackte Kräuter (z.B. Dill, Petersilie)
- 1 EL Semmelbrösel
- Salz und Pfeffer nach Geschmack

Zubereitung:

1. Die Lachsfilets mit Senf bestreichen und mit Salz und Pfeffer würzen.
2. Die Kräuter und Semmelbrösel darüber streuen.
3. Im vorgeheizten Ofen bei 180°C 20 Minuten backen.

Nährwerte (pro Portion): Kalorien 350 | Fett 25 g | Kohlenhydrate 5 g | Protein 30 g

58. Gemüse-Lasagne mit Vollkornnudeln

Zubereitungszeit: 20 Minuten | **Kochzeit:** 40 Minuten | **Portionen:** 2

Schwierigkeiten: Mittel

Zutaten:

- 200 g Vollkorn-Lasagneblätter
- 1 Zucchini, in Scheiben
- 1 Aubergine, in Scheiben
- 1 Dose Tomaten, gehackt
- 1 EL Olivenöl

Zubereitung:

1. Das Olivenöl in einer Pfanne erhitzen und das Gemüse darin anbraten.
2. Die gehackten Tomaten hinzufügen und kurz köcheln lassen.
3. Eine Auflaufform abwechselnd mit Lasagneblättern, Gemüse und Tomatensoße schichten.
4. Im vorgeheizten Ofen bei 180°C 40 Minuten backen.

Nährwerte (pro Portion): Kalorien 300 | Fett 10 g | Kohlenhydrate 45 g | Protein 10 g

59. Quinoa-Burger mit Süßkartoffelpommes

Zubereitungszeit: 15 Minuten | **Kochzeit:** 30 Minuten | **Portionen:** 2

Schwierigkeiten: Mittel

Zutaten:

- 100 g Quinoa, gekocht
- 1 Süßkartoffel, in Pommes geschnitten
- 1 Ei
- 1 Zwiebel, gehackt
- 1 EL Olivenöl

Zubereitung:

1. Die gekochte Quinoa mit dem Ei und der gehackten Zwiebel vermischen.

2. Aus der Masse Burger formen und in einer Pfanne mit Olivenöl anbraten.

3. Die Süßkartoffelpommes mit Olivenöl beträufeln und im vorgeheizten Ofen bei 200°C 30 Minuten backen.

Nährwerte (pro Portion): Kalorien 350 | Fett 15 g | Kohlenhydrate 45 g | Protein 10 g

60. Gemüsepfanne mit Tofu und Sojasauce

Zubereitungszeit: 10 Minuten | **Kochzeit:** 15 Minuten | **Portionen:** 2

Schwierigkeiten: Einfach

Zutaten:

- 200 g Tofu, gewürfelt
- 1 rote Paprika, in Streifen geschnitten
- 1 Zucchini, in Scheiben geschnitten
- 1 EL Sojasauce
- 1 EL Olivenöl

Zubereitung:

1. Das Olivenöl in einer Pfanne erhitzen und den Tofu darin anbraten.

2. Das Gemüse hinzufügen und unter ständigem Rühren braten.

3. Mit Sojasauce abschmecken und servieren.

Nährwerte (pro Portion): Kalorien 250 | Fett 15 g | Kohlenhydrate 10 g | Protein 15 g

61. Blumenkohl-Pizza

Zubereitungszeit: 20 Minuten | **Kochzeit:** 20 Minuten | **Portionen:** 2

Schwierigkeiten: Mittel

Zutaten:

- 1 Blumenkohl, gerieben

- 1 Ei

- 100 g geriebener Käse

- 1 Dose Tomaten, gehackt

- Verschiedenes Gemüse nach Wahl (z.B. Paprika, Zucchini, Pilze)

Zubereitung:

1. Den geriebenen Blumenkohl in der Mikrowelle 5 Minuten garen und abkühlen lassen.

2. Mit dem Ei und der Hälfte des Käses vermischen und einen Pizzaboden formen.

3. Im vorgeheizten Ofen bei 200°C 10 Minuten vorbacken.

4. Den Pizzaboden mit Tomaten und Gemüse belegen, den restlichen Käse darüber streuen und weitere 10 Minuten backen.

Nährwerte (pro Portion): Kalorien 300 | Fett 20 g | Kohlenhydrate 10 g | Protein 20 g

62.   Rindfleisch-Stir-Fry mit Brokkoli

Zubereitungszeit: 10 Minuten | **Kochzeit:** 15 Minuten | **Portionen:** 2

Schwierigkeiten: Mittel

Zutaten:

- 200 g Rindfleisch, in Streifen

- 1 Brokkoli, in Röschen

- 1 Zwiebel, gehackt

- 1 EL Sojasauce

- 1 EL Olivenöl

Zubereitung:

1. Das Olivenöl in einer Pfanne erhitzen und das Rindfleisch darin anbraten.

2. Die Zwiebel und den Brokkoli hinzufügen und unter ständigem Rühren braten.

3. Mit Sojasauce abschmecken und servieren.

Nährwerte (pro Portion): Kalorien 300 | Fett 15 g | Kohlenhydrate 10 g | Protein 30 g

63. Gefüllte Zucchini-Boote

Zubereitungszeit: 10 Minuten | **Kochzeit:** 20 Minuten | **Portionen:** 2

Schwierigkeiten: Einfach

Zutaten:

- 2 Zucchini, halbiert und ausgehöhlt
- 100 g Rinderhackfleisch
- 1 Zwiebel, gehackt
- 1 Dose Tomaten, gehackt
- 1 EL Olivenöl

Zubereitung:

1. Das Olivenöl in einer Pfanne erhitzen und die Zwiebel und das Hackfleisch darin anbraten.
2. Die gehackten Tomaten hinzufügen und kurz köcheln lassen.
3. Die Hackfleischmischung in die Zucchinihälften füllen.
4. Im vorgeheizten Ofen bei 180°C 20 Minuten backen.

Nährwerte (pro Portion): Kalorien 250 | Fett 15 g | Kohlenhydrate 10 g | Protein 20 g

64. Pilz-Risotto mit Parmesan

Zubereitungszeit: 10 Minuten | **Kochzeit:** 30 Minuten | **Portionen:** 2

Schwierigkeiten: Mittel

Zutaten:

- 200 g Risottoreis
- 1 Zwiebel, gehackt
- 200 g Pilze, geschnitten
- 1 EL Olivenöl
- 500 ml Gemüsebrühe

- 30 g Parmesan, gerieben

Zubereitung:

1. Das Olivenöl in einem Topf erhitzen und die Zwiebel darin anbraten.

2. Den Risottoreis hinzufügen und kurz mitbraten.

3. Nach und nach die Gemüsebrühe dazugeben und unter ständigem Rühren köcheln lassen, bis der Reis gar ist.

4. Die Pilze hinzufügen und kurz mitkochen.

5. Mit geriebenem Parmesan bestreuen und servieren.

Nährwerte (pro Portion): Kalorien 350 | Fett 12 g | Kohlenhydrate 50 g | Protein 10 g

65. Hühnerfrikassee mit Erbsen und Möhren

Zubereitungszeit: 10 Minuten | **Kochzeit:** 30 Minuten | **Portionen:** 2

Schwierigkeiten: Mittel

Zutaten:

- 2 Hähnchenbrustfilets, gewürfelt
- 100 g Erbsen
- 100 g Möhren, in Scheiben
- 1 Zwiebel, gehackt
- 1 EL Olivenöl
- 200 ml Hühnerbrühe

Zubereitung:

1. Das Olivenöl in einem Topf erhitzen und die Zwiebel darin anbraten.

2. Das Hähnchen hinzufügen und kurz mitbraten.

3. Die Hühnerbrühe dazugeben und 20 Minuten köcheln lassen.

4. Erbsen und Möhren hinzufügen und weitere 10 Minuten kochen.

Nährwerte (pro Portion): Kalorien 300 | Fett 10 g | Kohlenhydrate 15 g | Protein 35 g

Schnelle und sättigende Optionen

66. Omelett mit Gemüse und Käse

Zubereitungszeit: 10 Minuten | **Kochzeit:** 10 Minuten | **Portionen:** 2

Schwierigkeiten: Einfach

Zutaten:

- 4 Eier
- 1 rote Paprika, gewürfelt
- 1 Zucchini, in Scheiben geschnitten
- 50 g geriebener Käse
- 1 EL Olivenöl
- Salz und Pfeffer nach Geschmack

Zubereitung:

1. Die Eier in einer Schüssel verquirlen und mit Salz und Pfeffer würzen.
2. Das Olivenöl in einer Pfanne erhitzen und das Gemüse darin anbraten.
3. Die Eiermischung über das Gemüse gießen und stocken lassen.
4. Mit geriebenem Käse bestreuen und servieren.

Nährwerte (pro Portion): Kalorien 300 | Fett 20 g | Kohlenhydrate 5 g | Protein 20 g

67. Thunfisch-Salat mit Avocado

Zubereitungszeit: 10 Minuten | **Kochzeit:** 0 Minuten | **Portionen:** 2

Schwierigkeiten: Einfach

Zutaten:

- 1 Dose Thunfisch, abgetropft
- 1 Avocado, gewürfelt
- 1 Gurke, in Scheiben geschnitten
- 1 EL Olivenöl
- 1 TL Zitronensaft

Zubereitung:

1. Den Thunfisch, die Avocado und die Gurke in eine Schüssel geben.

2. Mit Olivenöl und Zitronensaft beträufeln und gut vermischen.

3. Mit Salz und Pfeffer abschmecken und servieren.

Nährwerte (pro Portion): Kalorien 300 | Fett 20 g | Kohlenhydrate 10 g | Protein 20 g

68. Blumenkohlreis mit Hühnchen

Zubereitungszeit: 10 Minuten | **Kochzeit:** 15 Minuten | **Portionen:** 2

Schwierigkeiten: Einfach

Zutaten:

- 1 Blumenkohl, gerieben

- 2 Hähnchenbrustfilets, gewürfelt

- 1 Zwiebel, gehackt

- 1 EL Sojasauce

- 1 EL Olivenöl

Zubereitung:

1. Das Olivenöl in einer Pfanne erhitzen und die Zwiebel darin anbraten.

2. Das Hähnchen hinzufügen und kurz mitbraten.

3. Den geriebenen Blumenkohl hinzufügen und unter ständigem Rühren braten.

4. Mit Sojasauce abschmecken und servieren.

Nährwerte (pro Portion): Kalorien 250 | Fett 10 g | Kohlenhydrate 10 g | Protein 30 g

69. Schnelle Minestrone-Suppe

Zubereitungszeit: 10 Minuten | **Kochzeit:** 20 Minuten | **Portionen:** 2

Schwierigkeiten: Einfach

Zutaten:

- 1 Zucchini, gewürfelt
- 1 Karotte, gewürfelt
- 1 Dose Tomaten, gehackt
- 1 Dose weiße Bohnen, abgetropft
- 1 EL Olivenöl
- 500 ml Gemüsebrühe

Zubereitung:

1. Das Olivenöl in einem Topf erhitzen und das Gemüse darin anbraten.
2. Die gehackten Tomaten und die Gemüsebrühe hinzufügen und 15 Minuten köcheln lassen.
3. Die weißen Bohnen hinzufügen und weitere 5 Minuten köcheln lassen.

Nährwerte (pro Portion): Kalorien 200 | Fett 5 g | Kohlenhydrate 30 g | Protein 10 g

70. Rührei mit Tomaten und Spinat

Zubereitungszeit: 5 Minuten | **Kochzeit:** 5 Minuten | **Portionen:** 2

Schwierigkeiten: Einfach

Zutaten:

- 4 Eier
- 100 g frischer Spinat
- 2 Tomaten, gewürfelt
- 1 EL Olivenöl
- Salz und Pfeffer nach Geschmack

Zubereitung:

1. Die Eier in einer Schüssel verquirlen und mit Salz und Pfeffer würzen.
2. Das Olivenöl in einer Pfanne erhitzen und den Spinat und die Tomaten darin anbraten.
3. Die Eiermischung über das Gemüse gießen und unter Rühren stocken lassen.

Nährwerte (pro Portion): Kalorien 200 | Fett 15 g | Kohlenhydrate 5 g | Protein 12 g

71. Gebratene Garnelen mit Knoblauch und Zitrone

Zubereitungszeit: 5 Minuten | **Kochzeit:** 10 Minuten | **Portionen:** 2

Schwierigkeiten: Einfach

Zutaten:

- 200 g Garnelen, geschält
- 2 Knoblauchzehen, gehackt
- 1 Zitrone, in Scheiben
- 1 EL Olivenöl
- Salz und Pfeffer nach Geschmack

Zubereitung:

1. Das Olivenöl in einer Pfanne erhitzen und den Knoblauch darin anbraten.
2. Die Garnelen hinzufügen und 5-7 Minuten braten, bis sie rosa und durchgegart sind.
3. Mit Zitronenscheiben und Salz und Pfeffer abschmecken und servieren.

Nährwerte (pro Portion): Kalorien 200 | Fett 10 g | Kohlenhydrate 2 g | Protein 25 g

72. Tofu-Gemüse-Wrap

Zubereitungszeit: 10 Minuten | **Kochzeit:** 10 Minuten | **Portionen:** 2

Schwierigkeiten: Einfach

Zutaten:

- 200 g Tofu, gewürfelt
- 1 rote Paprika, in Streifen geschnitten
- 1 Zucchini, in Scheiben geschnitten
- 2 Vollkorn-Tortillas
- 1 EL Olivenöl

Zubereitung:

1. Das Olivenöl in einer Pfanne erhitzen und den Tofu darin anbraten.

2. Das Gemüse hinzufügen und unter ständigem Rühren braten.

3. Die Tofu-Gemüse-Mischung auf die Tortillas verteilen und zusammenrollen.

Nährwerte (pro Portion): Kalorien 250 | Fett 15 g | Kohlenhydrate 20 g | Protein 10 g

73. Schnelles Hähnchen-Curry

Zubereitungszeit: 10 Minuten | **Kochzeit:** 20 Minuten | **Portionen:** 2

Schwierigkeiten: Einfach

Zutaten:

- 2 Hähnchenbrustfilets, gewürfelt

- 1 Zwiebel, gehackt

- 1 Dose Kokosmilch (400 ml)

- 1 EL Currypulver

- 1 EL Olivenöl

Zubereitung:

1. Das Olivenöl in einer Pfanne erhitzen und die Zwiebel und das Hähnchen darin anbraten.

2. Das Currypulver hinzufügen und kurz mitbraten.

3. Die Kokosmilch dazugeben und alles 20 Minuten köcheln lassen, bis das Hähnchen gar ist.

Nährwerte (pro Portion): Kalorien 350 | Fett 25 g | Kohlenhydrate 5 g | Protein 25 g

74. Zucchini-Nudeln mit Tomatensoße

Zubereitungszeit: 10 Minuten | **Kochzeit:** 10 Minuten | **Portionen:** 2

Schwierigkeiten: Einfach

Zutaten:

- 2 Zucchini, spiralförmig geschnitten
- 1 Dose Tomaten, gehackt
- 1 Knoblauchzehe, gehackt
- 1 EL Olivenöl
- Salz und Pfeffer nach Geschmack

Zubereitung:

1. Das Olivenöl in einer Pfanne erhitzen und den Knoblauch darin anbraten.
2. Die gehackten Tomaten hinzufügen und 10 Minuten köcheln lassen.
3. Die Zucchini-Nudeln hinzufügen und kurz mitkochen.
4. Mit Salz und Pfeffer abschmecken und servieren.

Nährwerte (pro Portion): Kalorien 150 | Fett 10 g | Kohlenhydrate 10 g | Protein 3 g

75. Linsensalat mit Rucola

Zubereitungszeit: 10 Minuten | **Kochzeit:** 20 Minuten | **Portionen:** 2

Schwierigkeiten: Einfach

Zutaten:

- 100 g Linsen
- 1 Handvoll Rucola
- 1 rote Paprika, gewürfelt
- 1 Zwiebel, gehackt
- 1 EL Olivenöl

Zubereitung:

1. Die Linsen nach Packungsanweisung kochen und abkühlen lassen.

2. Den Rucola, die Paprika und die Zwiebel in eine Schüssel geben und die gekochten Linsen hinzufügen.

3. Mit Olivenöl beträufeln und gut vermischen.

4. Mit Salz und Pfeffer abschmecken und servieren.

Nährwerte (pro Portion): Kalorien 200 | Fett 8 g | Kohlenhydrate 25 g | Protein 8 g

Kapitel 6: Desserts ohne Schuldgefühle

Zuckerarme Süßspeisen

76.   Beeren-Joghurt-Parfait

Zubereitungszeit: 5 Minuten | **Kochzeit:** 0 Minuten | **Portionen:** 2

Schwierigkeiten: Einfach

Zutaten:

- 200 g fettarmer Joghurt
- 100 g gemischte Beeren
- 1 EL Honig
- 1 EL gehackte Nüsse
- 1 TL Zimt

Zubereitung:

1. Den Joghurt gleichmäßig auf zwei Gläser verteilen.
2. Die Beeren darüber schichten.
3. Mit Honig, gehackten Nüssen und Zimt bestreuen.
4. Sofort servieren.

Nährwerte (pro Portion): Kalorien 200 | Fett 5 g | Kohlenhydrate 25 g | Protein 10 g

77.   Schoko-Avocado-Mousse

Zubereitungszeit: 10 Minuten | **Kochzeit:** 0 Minuten | **Portionen:** 2

Schwierigkeiten: Einfach

Zutaten:

- 1 reife Avocado
- 2 EL Kakaopulver
- 2 EL Honig
- 1 TL Vanilleextrakt
- 2 EL Mandelmilch

Zubereitung:

1. Die Avocado schälen und entkernen.
2. Mit Kakaopulver, Honig, Vanilleextrakt und Mandelmilch im Mixer pürieren, bis eine glatte Masse entsteht.
3. In zwei Gläser füllen und kalt servieren.

Nährwerte (pro Portion): Kalorien 250 | Fett 15 g | Kohlenhydrate 25 g | Protein 3 g

78. Gebackene Zimt-Äpfel

Zubereitungszeit: 10 Minuten | **Kochzeit:** 20 Minuten | **Portionen:** 2

Schwierigkeiten: Einfach

Zutaten:

- 2 Äpfel
- 1 TL Zimt
- 1 EL Honig
- 1 EL gehackte Nüsse

Zubereitung:

1. Die Äpfel entkernen und in Scheiben schneiden.
2. Mit Zimt und Honig bestreuen.
3. Im vorgeheizten Ofen bei 180°C 20 Minuten backen.
4. Mit gehackten Nüssen bestreuen und servieren.

Nährwerte (pro Portion): Kalorien 150 | Fett 5 g | Kohlenhydrate 30 g | Protein 2 g

79. Erdbeer-Chia-Pudding

Zubereitungszeit: 5 Minuten | **Kochzeit:** 0 Minuten | **Portionen:** 2

Schwierigkeiten: Einfach

Zutaten:

- 4 EL Chia-Samen
- 250 ml Mandelmilch
- 100 g Erdbeeren, püriert
- 1 TL Vanilleextrakt
- 1 EL Honig

Zubereitung:

1. Chia-Samen und Mandelmilch in einer Schüssel gut vermischen.
2. Erdbeerpüree, Vanilleextrakt und Honig unterrühren.
3. Über Nacht im Kühlschrank quellen lassen.
4. Am nächsten Morgen servieren.

Nährwerte (pro Portion): Kalorien 200 | Fett 10 g | Kohlenhydrate 25 g | Protein 5 g

80. Mandelmehl-Brownies

Zubereitungszeit: 10 Minuten | **Kochzeit:** 20 Minuten | **Portionen:** 2

Schwierigkeiten: Mittel

Zutaten:

- 100 g Mandelmehl
- 2 EL Kakaopulver
- 2 Eier
- 2 EL Honig
- 1 TL Vanilleextrakt

Zubereitung:

1. Alle Zutaten in einer Schüssel gut vermischen.

2. Den Teig in eine gefettete Backform füllen.

3. Im vorgeheizten Ofen bei 180°C 20 Minuten backen.

4. Abkühlen lassen und servieren.

Nährwerte (pro Portion): Kalorien 250 | Fett 15 g | Kohlenhydrate 15 g | Protein 10 g

81. Zitronen-Joghurt-Kuchen

Zubereitungszeit: 10 Minuten | **Kochzeit:** 30 Minuten | **Portionen:** 2

Schwierigkeiten: Mittel

Zutaten:

- 100 g griechischer Joghurt

- 50 g Mandelmehl

- 1 Ei

- 1 EL Honig

- 1 TL Zitronenschale

Zubereitung:

1. Alle Zutaten in einer Schüssel gut vermischen.

2. Den Teig in eine gefettete Backform füllen.

3. Im vorgeheizten Ofen bei 180°C 30 Minuten backen.

4. Abkühlen lassen und servieren.

Nährwerte (pro Portion): Kalorien 200 | Fett 10 g | Kohlenhydrate 15 g | Protein 10 g

82. Kokosnuss-Energie-Bällchen

Zubereitungszeit: 10 Minuten | **Kochzeit:** 0 Minuten | **Portionen:** 2

Schwierigkeiten: Einfach

Zutaten:

- 100 g Haferflocken
- 50 g Kokosraspeln
- 2 EL Honig
- 1 EL Kokosöl
- 1 TL Vanilleextrakt

Zubereitung:

1. Alle Zutaten in einer Schüssel gut vermischen.
2. Aus der Masse kleine Bällchen formen.
3. Im Kühlschrank fest werden lassen und servieren.

Nährwerte (pro Portion): Kalorien 200 | Fett 10 g | Kohlenhydrate 25 g | Protein 3 g

83. Himbeer-Kokos-Quark

Zubereitungszeit: 5 Minuten | **Kochzeit:** 0 Minuten | **Portionen:** 2

Schwierigkeiten: Einfach

Zutaten:

- 200 g Magerquark
- 100 g Himbeeren
- 1 EL Kokosraspeln
- 1 EL Honig

Zubereitung:

1. Den Quark gleichmäßig auf zwei Schalen verteilen.
2. Die Himbeeren und Kokosraspeln darüber streuen.
3. Mit Honig beträufeln und servieren.

Nährwerte (pro Portion): Kalorien 150 | Fett 5 g | Kohlenhydrate 15 g | Protein 10 g

84. Apfel-Zimt-Muffins

Zubereitungszeit: 10 Minuten | **Kochzeit:** 20 Minuten | **Portionen:** 2

Schwierigkeiten: Mittel

Zutaten:

- 100 g Vollkornmehl
- 1 Apfel, geraspelt
- 1 Ei
- 2 EL Honig
- 1 TL Zimt

Zubereitung:

1. Alle Zutaten in einer Schüssel gut vermischen.
2. Den Teig in Muffinförmchen füllen.
3. Im vorgeheizten Ofen bei 180°C 20 Minuten backen.
4. Abkühlen lassen und servieren.

Nährwerte (pro Portion): Kalorien 200 | Fett 5 g | Kohlenhydrate 35 g | Protein 5 g

85. Vanille-Protein-Eis

Zubereitungszeit: 5 Minuten | **Kochzeit:** 0 Minuten | **Portionen:** 2

Schwierigkeiten: Einfach

Zutaten:

- 1 Banane, gefroren
- 100 g griechischer Joghurt
- 1 EL Vanille-Proteinpulver
- 1 TL Vanilleextrakt

Zubereitung:

1. Alle Zutaten in einen Mixer geben und glatt pürieren.

2. In eine Schüssel füllen und sofort servieren oder einfrieren.

Nährwerte (pro Portion): Kalorien 150 | Fett 2 g | Kohlenhydrate 25 g | Protein 10 g

Kreative Ideen für Desserts

86. Mango-Kokos-Pudding

Zubereitungszeit: 5 Minuten | **Kochzeit:** 0 Minuten | **Portionen:** 2

Schwierigkeiten: Einfach

Zutaten:

- 1 reife Mango, püriert
- 200 ml Kokosmilch
- 2 EL Chia-Samen
- 1 TL Honig

Zubereitung:

1. Mangopüree, Kokosmilch und Chia-Samen in einer Schüssel gut vermischen.

2. Über Nacht im Kühlschrank quellen lassen.

3. Mit Honig beträufeln und servieren.

Nährwerte (pro Portion): Kalorien 200 | Fett 10 g | Kohlenhydrate 25 g | Protein 3 g

87. Schoko-Bananen-Bites

Zubereitungszeit: 5 Minuten | **Kochzeit:** 0 Minuten | **Portionen:** 2

Schwierigkeiten: Einfach

Zutaten:

- 1 Banane, in Scheiben
- 50 g dunkle Schokolade, geschmolzen
- 1 TL Kokosöl

Zubereitung:

1. Die Bananenscheiben in die geschmolzene Schokolade tauchen.
2. Auf ein Backpapier legen und fest werden lassen.
3. Mit Kokosöl beträufeln und servieren.

Nährwerte (pro Portion): Kalorien 150 | Fett 7 g | Kohlenhydrate 25 g | Protein 1 g

88. Beeren-Quark-Tarte

Zubereitungszeit: 15 Minuten | **Kochzeit:** 25 Minuten | **Portionen:** 2

Schwierigkeiten: Mittel

Zutaten:

- 100 g Vollkornmehl
- 50 g Butter
- 200 g Magerquark
- 100 g gemischte Beeren
- 1 EL Honig

Zubereitung:

1. Das Mehl und die Butter zu einem Teig verkneten und in eine Tarteform drücken.
2. Den Quark auf dem Teig verteilen und die Beeren darauf legen.
3. Mit Honig beträufeln.
4. Im vorgeheizten Ofen bei 180°C 25 Minuten backen.
5. Abkühlen lassen und servieren.

Nährwerte (pro Portion): Kalorien 250 | Fett 12 g | Kohlenhydrate 30 g | Protein 8 g

89. Matcha-Grüntee-Kekse

Zubereitungszeit: 10 Minuten | **Kochzeit:** 10 Minuten | **Portionen:** 2

Schwierigkeiten: Mittel

Zutaten:

- 100 g Mandelmehl
- 1 TL Matcha-Pulver
- 1 Ei
- 2 EL Honig
- 1 TL Vanilleextrakt

Zubereitung:

1. Alle Zutaten in einer Schüssel gut vermischen.
2. Den Teig zu kleinen Keksen formen und auf ein Backblech legen.
3. Im vorgeheizten Ofen bei 180°C 10 Minuten backen.
4. Abkühlen lassen und servieren.

Nährwerte (pro Portion): Kalorien 200 | Fett 12 g | Kohlenhydrate 15 g | Protein 6 g

90. Himbeer-Käsekuchen

Zubereitungszeit: 15 Minuten | **Kochzeit:** 30 Minuten | **Portionen:** 2

Schwierigkeiten: Mittel

Zutaten:

- 200 g Frischkäse
- 100 g Himbeeren
- 1 Ei
- 2 EL Honig
- 1 TL Vanilleextrakt

Zubereitung:

1. Den Frischkäse mit Ei, Honig und Vanilleextrakt glatt rühren.

2. Die Masse in eine kleine Backform füllen und die Himbeeren darauf verteilen.

3. Im vorgeheizten Ofen bei 180°C 30 Minuten backen.

4. Abkühlen lassen und servieren.

Nährwerte (pro Portion): Kalorien 250 | Fett 15 g | Kohlenhydrate 15 g | Protein 10 g

91. Kürbis-Cupcakes

Zubereitungszeit: 10 Minuten | **Kochzeit:** 20 Minuten | **Portionen:** 2

Schwierigkeiten: Mittel

Zutaten:

- 100 g Kürbispüree
- 100 g Vollkornmehl
- 1 Ei
- 2 EL Honig
- 1 TL Zimt

Zubereitung:

1. Alle Zutaten in einer Schüssel gut vermischen.

2. Den Teig in Muffinförmchen füllen.

3. Im vorgeheizten Ofen bei 180°C 20 Minuten backen.

4. Abkühlen lassen und servieren.

Nährwerte (pro Portion): Kalorien 200 | Fett 5 g | Kohlenhydrate 35 g | Protein 5 g

92. Schokoladen-Kichererbsen-Kekse

Zubereitungszeit: 10 Minuten | **Kochzeit:** 15 Minuten | **Portionen:** 2

Schwierigkeiten: Mittel

Zutaten:

- 200 g Kichererbsen, abgetropft
- 2 EL Kakaopulver
- 2 EL Honig
- 1 TL Vanilleextrakt
- 1 EL Kokosöl

Zubereitung:

1. Alle Zutaten in einem Mixer pürieren.
2. Den Teig zu kleinen Keksen formen und auf ein Backblech legen.
3. Im vorgeheizten Ofen bei 180°C 15 Minuten backen.
4. Abkühlen lassen und servieren.

Nährwerte (pro Portion): Kalorien 150 | Fett 5 g | Kohlenhydrate 25 g | Protein 5 g

93. Kokos-Chia-Pudding

Zubereitungszeit: 5 Minuten | **Kochzeit:** 0 Minuten | **Portionen:** 2

Schwierigkeiten: Einfach

Zutaten:

- 4 EL Chia-Samen
- 250 ml Kokosmilch
- 1 EL Honig
- 1 TL Vanilleextrakt

Zubereitung:

1. Chia-Samen und Kokosmilch in einer Schüssel gut vermischen.
2. Mit Honig und Vanilleextrakt abschmecken.
3. Über Nacht im Kühlschrank quellen lassen.
4. Am nächsten Morgen servieren.

Nährwerte (pro Portion): Kalorien 200 | Fett 15 g | Kohlenhydrate 10 g | Protein 5 g

94. Avocado-Limetten-Tarte

Zubereitungszeit: 15 Minuten | **Kochzeit:** 0 Minuten | **Portionen:** 2

Schwierigkeiten: Mittel

Zutaten:

- 1 reife Avocado
- 1 EL Limettensaft
- 2 EL Kokosöl
- 100 g Mandelmehl
- 1 EL Honig

Zubereitung:

1. Die Avocado schälen und entkernen.
2. Mit Limettensaft, Kokosöl und Honig im Mixer pürieren.
3. Das Mandelmehl in eine Tarteform drücken und die Avocado-Mischung darauf verteilen.
4. Im Kühlschrank fest werden lassen und servieren.

Nährwerte (pro Portion): Kalorien 250 | Fett 20 g | Kohlenhydrate 10 g | Protein 5 g

95. Zucchini-Schoko-Muffins

Zubereitungszeit: 10 Minuten | **Kochzeit:** 20 Minuten | **Portionen:** 2

Schwierigkeiten: Mittel

Zutaten:

- 100 g Zucchini, geraspelt
- 100 g Vollkornmehl
- 2 EL Kakaopulver
- 1 Ei
- 2 EL Honig

Zubereitung:

1. Alle Zutaten in einer Schüssel gut vermischen.

2. Den Teig in Muffinförmchen füllen.

3. Im vorgeheizten Ofen bei 180°C 20 Minuten backen.

4. Abkühlen lassen und servieren.

Nährwerte (pro Portion): Kalorien 200 | Fett 5 g | Kohlenhydrate 35 g | Protein 5 g

Kapitel 7: Snacks und Mahlzeiten für zwischendurch

Gesunde Zwischenmahlzeiten

96. Hummus mit Gemüsesticks

Zubereitungszeit: 10 Minuten | **Kochzeit:** 0 Minuten | **Portionen:** 2

Schwierigkeiten: Einfach

Zutaten:

- 200 g Kichererbsen, abgetropft
- 1 EL Tahini
- 1 Knoblauchzehe, gehackt
- 1 EL Zitronensaft
- 1 EL Olivenöl

Zubereitung:

1. Kichererbsen, Tahini, Knoblauch, Zitronensaft und Olivenöl in einem Mixer pürieren.
2. Mit Salz und Pfeffer abschmecken.
3. Mit Gemüsesticks (z.B. Karotten, Gurken) servieren.

Nährwerte (pro Portion): Kalorien 200 | Fett 10 g | Kohlenhydrate 20 g | Protein 6 g

97. Nuss- und Fruchtmischung

Zubereitungszeit: 5 Minuten | **Kochzeit:** 0 Minuten | **Portionen:** 2

Schwierigkeiten: Einfach

Zutaten:

- 50 g Mandeln
- 50 g Walnüsse
- 50 g getrocknete Aprikosen, gehackt
- 50 g Rosinen

Zubereitung:

1. Alle Zutaten in einer Schüssel gut vermischen.

2. In Portionen aufteilen und servieren.

Nährwerte (pro Portion): Kalorien 300 | Fett 20 g | Kohlenhydrate 25 g | Protein 6 g

98. Hartgekochte Eier

Zubereitungszeit: 5 Minuten | **Kochzeit:** 10 Minuten | **Portionen:** 2

Schwierigkeiten: Einfach

Zutaten:

- 4 Eier

Zubereitung:

1. Die Eier in kochendem Wasser 10 Minuten hart kochen.

2. Abkühlen lassen, schälen und servieren.

Nährwerte (pro Portion): Kalorien 150 | Fett 10 g | Kohlenhydrate 1 g | Protein 12 g

99. Apfel mit Erdnussbutter

Zubereitungszeit: 5 Minuten | **Kochzeit:** 0 Minuten | **Portionen:** 2

Schwierigkeiten: Einfach

Zutaten:

- 2 Äpfel, in Scheiben
- 2 EL Erdnussbutter

Zubereitung:

1. Die Apfelscheiben mit Erdnussbutter bestreichen.

2. Sofort servieren.

Nährwerte (pro Portion): Kalorien 200 | Fett 10 g | Kohlenhydrate 25 g | Protein 3 g

100. Selleriesticks mit Mandelbutter

Zubereitungszeit: 5 Minuten | **Kochzeit:** 0 Minuten | **Portionen:** 2

Schwierigkeiten: Einfach

Zutaten:

- 4 Selleriestangen
- 2 EL Mandelbutter

Zubereitung:

1. Die Selleriestangen mit Mandelbutter bestreichen.
2. Sofort servieren.

Nährwerte (pro Portion): Kalorien 150 | Fett 10 g | Kohlenhydrate 5 g | Protein 4 g

Tipps für Zwischenmahlzeiten bei Diabetes

101. Gurken- und Karottensticks

Zubereitungszeit: 5 Minuten | **Kochzeit:** 0 Minuten | **Portionen:** 2

Schwierigkeiten: Einfach

Zutaten:

- 1 Gurke
- 2 Karotten

Zubereitung:

1. Gurke und Karotten in Sticks schneiden.
2. Sofort servieren.

Nährwerte (pro Portion): Kalorien 50 | Fett 0 g | Kohlenhydrate 10 g | Protein 1 g

102. Edamame-Bohnen

Zubereitungszeit: 5 Minuten | **Kochzeit:** 5 Minuten | **Portionen:** 2

Schwierigkeiten: Einfach

Zutaten:

- 200 g Edamame-Bohnen

Zubereitung:

1. Die Edamame-Bohnen in kochendem Wasser 5 Minuten garen.

2. Abtropfen lassen und servieren.

Nährwerte (pro Portion): Kalorien 100 | Fett 3 g | Kohlenhydrate 10 g | Protein 8 g

103. Quark mit Beeren

Zubereitungszeit: 5 Minuten | **Kochzeit:** 0 Minuten | **Portionen:** 2

Schwierigkeiten: Einfach

Zutaten:

- 200 g Magerquark
- 100 g gemischte Beeren
- 1 EL Honig

Zubereitung:

1. Den Quark gleichmäßig auf zwei Schalen verteilen.

2. Die Beeren darüber streuen und mit Honig beträufeln.

3. Sofort servieren.

Nährwerte (pro Portion): Kalorien 150 | Fett 2 g | Kohlenhydrate 20 g | Protein 12 g

104. Avocado-Häppchen

Zubereitungszeit: 5 Minuten | **Kochzeit:** 0 Minuten | **Portionen:** 2

Schwierigkeiten: Einfach

Zutaten:

- 1 reife Avocado
- 1 TL Zitronensaft
- 1 Prise Salz

- 1 Prise Pfeffer

Zubereitung:

1. Die Avocado schälen, entkernen und das Fruchtfleisch in Stücke schneiden.

2. Mit Zitronensaft, Salz und Pfeffer abschmecken.

3. Sofort servieren.

Nährwerte (pro Portion): Kalorien 150 | Fett 15 g | Kohlenhydrate 5 g | Protein 2 g

105. Linsenchips

Zubereitungszeit: 5 Minuten | **Kochzeit:** 20 Minuten | **Portionen:** 2

Schwierigkeiten: Mittel

Zutaten:

- 200 g Linsenmehl
- 1 TL Paprikapulver
- 1 TL Salz
- 1 EL Olivenöl

Zubereitung:

1. Das Linsenmehl, Paprikapulver, Salz und Olivenöl in einer Schüssel vermischen.

2. Den Teig dünn auf ein Backblech streichen.

3. Im vorgeheizten Ofen bei 180°C 20 Minuten backen.

4. Abkühlen lassen und in Chips brechen.

Nährwerte (pro Portion): Kalorien 150 | Fett 5 g | Kohlenhydrate 20 g | Protein 6 g

Kapitel 8: 21-Tage-Essensplan und Einkaufsliste

21-Tage-Essensplan

Tag	Frühstück	Mittagessen	Abendessen	Snacks	Dessert
1	Haferflocken mit Beeren und Mandeln	Quinoa-Gemüse-Bowl	Gefüllte Paprika mit Quinoa und Gemüse	Mandelmehl-Brownies	Erdbeer-Chia-Pudding
2	Chia-Samen-Pudding mit Kokosmilch	Linsensuppe mit Karotten	Vollkorn-Sandwich mit Putenbrust und Gemüse	Nuss- und Fruchtmischung	Schoko-Bananen-Bites
3	Avocado-Toast auf Vollkornbrot	Gegrillter Lachs mit Spargel	Gemüsepfanne mit Tofu und Sojasauce	Selleriesticks mit Mandelbutter	Mango-Kokos-Pudding
4	Rührei mit Spinat und Tomaten	Vollkorn-Pasta mit Tomatensoße	Hähnchen-Caesar-Salat	Apfel mit Erdnussbutter	Vanille-Protein-Eis
5	Griechischer Joghurt mit Honig und Walnüssen	Gefüllte Auberginen mit Hackfleisch und Quinoa	Gemüse-Lasagne mit Vollkornnudeln	Gurken- und Karottensticks	Kokos-Chia-Pudding
6	Grüner Smoothie mit Spinat und Banane	Kichererbsen-Salat mit Feta	Quinoa-Burger mit Süßkartoffelpommes	Apfel	Schoko-Avocado-Mousse

7	Quark mit frischen Beeren	Gebackene Süßkartoffeln mit Avocado	Gemüsepfanne mit Tofu und Sojasauce	Beeren-Joghurt-Parfait	Himbeer-Käsekuchen
8	Hüttenkäse mit Gurken und Paprika	Spinat- und Feta-Salat mit Walnüssen	Hühnerfrikassee mit Erbsen und Möhren	Avocado-Häppchen	Apfel-Zimt-Muffins
9	Mandelmilch-Granola	Linsen- und Gemüse-Wraps	Rindfleisch-Stir-Fry mit Brokkoli	Gurken-Tomaten-Wrap	Zucchini-Schoko-Muffins
10	Vollkornbrot mit Frischkäse und Lachs	Quinoa-Salat mit schwarzen Bohnen	Gefüllte Zucchini-Boote	Gemüsesticks mit Hummus	Avocado-Limetten-Tarte
11	Apfel-Zimt-Müsli	Hähnchen-Caesar-Salat	Pilz-Risotto mit Parmesan	Gebratene Garnelen mit Knoblauch	Himbeer-Kokos-Quark
12	Protein-Pfannkuchen mit Blaubeeren	Vollkorn-Sandwich mit Putenbrust und Gemüse	Blumenkohl-Pizza	Kokosnuss-Energie-Bällchen	Schokoladen-Kichererbsen-Kekse
13	Vollkornbrot mit Erdnussbutter und Banane	Reis- und Gemüsesalat mit Kichererbsen	Blumenkohlreis mit Hühnchen	Gemüse-Frittata	Quark mit Beeren
14	Spinat-Feta-Omelett	Avocado-Hühnchen-Salat	Zucchini-Nudeln mit Tomatensoße	Schnelle Minestrone-Suppe	Beeren-Quark-Tarte
15	Quinoa-	Gemüsepfanne	Gefüllte Paprika	Apfel	Mango-

	Frühstückssch ale mit Nüssen	mit Tofu und Sojasauce	mit Quinoa und Gemüse		Kokos-Pudding
16	Blaubeer-Smoothie	Quinoa-Burger mit Süßkartoffelpom mes	Gemüse-Lasagne mit Vollkornnudeln	Nuss- und Fruchtmischu ng	Schoko-Bananen-Bites
17	Ei-Muffins mit Gemüse	Lachsfilet mit Kräuterkruste	Hähnchen-Caesar-Salat	Selleriesticks mit Mandelbutter	Erdbeer-Chia-Pudding
18	Schneller Obstsalat mit Joghurt	Hühnchen-Curry mit Kokosmilch	Zucchini-Schoko-Muffins	Gurken- und Karottensticks	Schoko-Avocado-Mousse
19	Joghurt mit Leinsamen und Beeren	Gemüse-Lasagne mit Vollkornnudeln	Rindfleisch-Stir-Fry mit Brokkoli	Apfel mit Erdnussbutter	Vanille-Protein-Eis
20	Zimt-Porridge mit Mandeln	Quinoa-Gemüse-Bowl	Gefüllte Zucchini-Boote	Beeren-Joghurt-Parfait	Himbeer-Käsekuchen
21	Avocado und pochiertes Ei auf Toast	Hähnchenbrust mit gebratenem Gemüse	Hühnerfrikassee mit Erbsen und Möhren	Apfel-Zimt-Muffins	Kokos-Chia-Pudding

Einkaufsliste

1. **Frische und farbenfrohe Gemüse:** Füllen Sie Ihren Einkaufswagen mit einer Vielzahl von buntem Gemüse. Denken Sie an Blattgemüse wie Spinat und Grünkohl, leuchtende Paprikas, nährstoffreichen Brokkoli und vielseitige Tomaten. Diese Gemüse sind reich an Vitaminen, Mineralstoffen und Antioxidantien, die die Gesundheit fördern.

2. **Vollkornprodukte:** Ersetzen Sie raffinierte Getreideprodukte durch Vollkornprodukte. Quinoa, brauner Reis, Vollkornnudeln und Hafer sind großartige Optionen. Diese Getreidearten sind reich an Ballaststoffen, die eine gute Verdauung fördern und bei der Cholesterinregulierung helfen.

3. **Magere Proteine:** Wählen Sie magere Proteinquellen, um Ihre Gesundheit zu unterstützen. Entscheiden Sie sich für hautloses Geflügel, Fisch, Bohnen, Linsen und Tofu. Diese Optionen bieten wichtige Nährstoffe ohne das gesättigte Fett, das in einigen anderen Proteinquellen enthalten ist.

4. **Gesunde Fette:** Integrieren Sie Quellen von ungesättigten Fetten in Ihre Ernährung, wie Avocados, Nüsse, Samen und Olivenöl. Diese Fette können helfen, den Cholesterinspiegel zu verbessern und die allgemeine Gesundheit zu unterstützen.

5. **Früchte voller Geschmack:** Lagern Sie frische Früchte wie Beeren, Zitrusfrüchte, Äpfel und Birnen. Früchte, die reich an Vitaminen und Antioxidantien sind, sind schmackhafte und nahrhafte Ergänzungen zu Ihren Mahlzeiten und Snacks.

6. **Milchprodukte oder pflanzliche Alternativen:** Fügen Sie Ihrer Einkaufsliste fettarme oder fettfreie Milchprodukte sowie pflanzliche Alternativen hinzu. Diese Produkte liefern Kalzium und Vitamin D ohne das zusätzliche gesättigte Fett, das in Vollfettmilchprodukten enthalten ist.

7. **Geschmacksreiche Kräuter und Gewürze:** Verbessern Sie den Geschmack Ihrer Gerichte mit Kräutern und Gewürzen anstelle von übermäßigem Salz. Knoblauch, Ingwer, Kurkuma und Kräuter wie Rosmarin und Thymian verleihen nicht nur Geschmack, sondern tragen auch zur Gesundheit bei.

8. **Omega-3-reiche Lebensmittel:** Priorisieren Sie fettreichen Fisch wie Lachs, Makrele und Forelle wegen ihrer Omega-3-Fettsäuren. Diese gesunden Fette sind dafür bekannt, die Herz-Kreislauf-Gesundheit zu unterstützen.

9. **Snack-Optionen:** Für den kleinen Hunger zwischendurch wählen Sie gesunde Snacks wie rohe Nüsse, Samen oder ein Stück Obst. Vermeiden Sie die Versuchung von verarbeiteten Snacks, die reich an Salz, Zucker und ungesunden Fetten sind.

SCANNEN SIE DEN QR-CODE

UND LADEN SIE IHREN

BONUS HERUNTER

www.ingramcontent.com/pod-product-compliance
Lightning Source LLC
Chambersburg PA
CBHW081556250726
48653CB00009B/3450